受験生の皆さんへ

　過去の問題に取り組む目的は、(1)出題傾向(2)出題方式(3)難易度(4)合格点を知り、これからの受験勉強に役立てることにあります。出題傾向などがつかめれば目的は達成したことになりますが、それを一歩深く進めるのが、受験対策の極意です。

　せっかく志望校の出題と取り組むのですから、本番に即した受験対策の場に活用すべきです。では、どうするのか。

　第一は、実際の入試と同じ制限時間を設定して問題に取り組むこと。試験時間が六十分なら六十分以内で挑戦し、時間配分を感覚的に身に付ける訓練です。

　二番目は、きっちりとした正答チェック。正解出来なかった問題は、正解できるまで、徹底的に攻略する心構えが必要です。間違えた場合は、単なるケアレスミスなのか、知識不足が原因のミスなのか、考え方が根本的に間違えていたためのミスなのか、きちんと確認して、必ず正解が書けるようにしておく。

　正答が手元にある過去問題にチャレンジしながら、正解できなかった問題をほったらかしにする受験生もいます。そのような受験生に限って、他の問題集をやっても、間違いを放置したまま、次の問題、次の問題と単に消化することだけに走っているのではないかと思います。過去問題であれ問題集であれ、間違えた問題は、正解できるまで必ず何度も何度も繰り返しチャレンジする。これが必勝の受験勉強法なことをお忘れなく。

入試問題検討委員会

【本書の内容】

1. 本書は過去6年間の薬学部の学校推薦型選抜入試の問題と解答を収録しています。
2. 英語・数学・化学(化学は、令和4年度から)の問題と解答を収録しています。尚、大学当局より非公表の問題は掲載していません。(平成31年度以降の問題には試験時間を掲載)
3. 現在受験生を指導している、すぐれた現場の先生方による解答解説を掲載しています。
4. 本書は問題の微細な誤りをなくすため、実物の入試問題を大学より提供を受け、そのまま画像化して印刷しています。
5. 解答後の記録、分析のためにチェックシートを掲載しています。実力分析、課題発見等にご活用ください。(目次の後に掲載しています。コピーをしてご活用ください。)

尚、本書発行にご協力いただきました先生方に、この場を借り、感謝申し上げる次第です。

目　　次

_____年度　　　　　大学　　　学部　　　科目_____

【問題No.　】	目標	実際	〈評価と気付き〉
時間	分	分	
得点率	％	％	

【問題No.　】	目標	実際	〈評価と気付き〉
時間	分	分	
得点率	％	％	

【問題No.　】	目標	実際	〈評価と気付き〉
時間	分	分	
得点率	％	％	

【問題No.　】	目標	実際	〈評価と気付き〉
時間	分	分	
得点率	％	％	

【問題No.　】	目標	実際	〈評価と気付き〉
時間	分	分	
得点率	％	％	

【問題No.　】	目標	実際	〈評価と気付き〉
時間	分	分	
得点率	％	％	

【問題No.　】	目標	実際	〈評価と気付き〉
時間	分	分	
得点率	％	％	

【問題No.　】	目標	実際	〈評価と気付き〉
時間	分	分	
得点率	％	％	

【問題No.　】	目標	実際	〈評価と気付き〉
時間	分	分	
得点率	％	％	

【Total】	目標	実際	《総合評価》　（解答の手順・時間配分、ケアレスミスの有無、得点の獲得状況等）
時間	分	分	
得点率	％	％	

【得点アップのための対策】　　　　　　　　　　　　　　　　　実行完了日

・　　　　　　　　　　　　　　　　　　　　　　　　　　　　　　　　／
・　　　　　　　　　　　　　　　　　　　　　　　　　　　　　　　　／
・　　　　　　　　　　　　　　　　　　　　　　　　　　　　　　　　／
・　　　　　　　　　　　　　　　　　　　　　　　　　　　　　　　　／

《チェックシート》　※解答後の分析にご活用ください

令和5年度

問 題 と 解 答

英　語

問題

（2科目　60分）

5年度

〔 I 〕　次の英文の空所（　　A　　）～（　　F　　）を埋めるのに最も適切なものを下
　　　　の1～9の中から選び，その番号を記入せよ。

　　Around 4 billion years ago, Mars（　　A　　）. These conditions could
have supported life. For nearly 10 years, NASA's Curiosity rover has been
exploring the planet's Gale Crater. Long ago, the crater was probably a lake.
Today, it contains rocks and soil. The Curiosity rover has（　　B　　）clues
that tiny life-forms called microbes once lived there. In January, NASA
announced that Curiosity might have found evidence that they did.

　　A newly published study looks at tests Curiosity has done on Martian
rocks and soil. The rover found carbon 12. This chemical（　　C　　）on
Earth. Nearly half of Curiosity's samples contained high amounts of carbon
12. The scientists（　　D　　）. Long ago, microbes grew in Martian soil.
Those microbes consumed and processed carbon. This produced a type of
gas. The gas rose into the atmosphere. It was broken down into carbon by
sunlight. The carbon rained down. It settled on Mars as dust. Christopher
House was the lead scientist on the study. He says Mars may have hosted
life in the same way as Earth once did. "The Martian samples resemble
Earth rocks from Australia" from more than 2½ billion years ago, he says.
At that time, Earth's atmosphere was rich in the same gas.

　　Curiosity's findings are not definitive. Paul Mahaffy is a retired member
of the Curiosity science team. "We would really need more evidence to
say we've identified life," he says. Another explanation for the carbon
(　　E　　) in the Martian atmosphere. Energy from the sun could have
made the carbon that rained down on the planet. Or a cloud full of carbon
(　　F　　) the solar system and left some behind. "We are being cautious
with our interpretations here," House says. "But that is the right approach
when studying another world, such as Mars."

注　Mars　火星

　　rover　惑星探査機

　　crater　クレーター

〔出典：Jeffrey Kluger for *TIME*, adapted by TFK editors. "Life on Mars." *Time for Kids*. 2022. https://www.timeforkids.com/g34/life-on-mars/?rl=en-750 に基づく〕

1．are unlike the atmosphere on Earth

2．could be a change

3．studied these for

4．could have passed through

5．is linked with life

6．could be a large explosion on Earth

7．suggested a possible explanation

8．had oceans and a thick blanket of air

9．reject a possible explanation

〔Ⅱ〕　次の(a)〜(h)の各文の空欄に入れるのに最も適当な語(句)を1〜4の中から
　　　一つずつ選び，その番号を記入せよ。

(a)　That clock is five minutes (　　　).

　　1．late　　　　　2．lately　　　　3．slow　　　　4．slowly

(b)　What was it (　　　) you really wanted to do?

　　1．that　　　　　2．how　　　　　3．what　　　　4．where

(c)　I know John could do a better job, and that's why I got angry. But I
　　regret (　　　) that he should quit.

　　1．saying　　　　　　　　2．to have said

　　3．to be saying　　　　　4．being said

(d)　The meeting will start at four o'clock (　　　).

　　1．on time　　　2．just　　　　3．exact　　　　4．sharp

(e)　Young children are completely (　　　) on their parents for their
　　early education.

　　1．depending　　2．dependent　　3．independent　　4．relied

(f)　Ben (　　　) my advice and did not go there.

　　1．kept　　　　2．took　　　　3．set　　　　4．put

(g)　Alexander is not (　　　) my favorite basketball player.

　　1．by all means　　　　2．by no means

　　3．by any means　　　　4．by some means

(h)　The school démanded（　　　　）the books he borrowed.

　　　1．him to return　　　2．to him to return

　　　3．that he return　　　4．that he returns

〔Ⅲ〕　次の(a)〜(d)の各組の語には，下線部の発音が他と異なるものが一つずつある。
　　　その番号を記入せよ。

(a)　1．postage　　　2．only　　　3．bottom
　　4．homeroom　　5．dose

(b)　1．chamber　　　2．character　　3．echo
　　4．stomachache　5．chorus

(c)　1．shameless　　2．threat　　　3．saint
　　4．lady　　　　5．apron

(d)　1．through　　　2．theme　　　3．thorough
　　4．thumb　　　　5．therefore

〔Ⅳ〕　次の日本文の意味を伝えるように英文の（　　a　　）〜（　　f　　）の空欄に
1〜7の語(句)を入れ，その番号を記入せよ。なお，使わない語(句)が各問に
一つずつある。

A．彼らには宇宙へ行きたいという強烈な願望以外には，ほとんど共通点はな
かった。

They （　　a　　）（　　b　　）（　　c　　）except （　　d　　）（　　e　　）
（　　f　　）go into space.

　1．to　　　　　2．in　　　　　3．for　　　　　4．had little

　5．almost　　　6．common　　 7．a desperate desire

B．迷っている時間が長くなると，別の方向へずれ始める可能性が高くなる。

The longer you hesitate, the greater （　　a　　）（　　b　　）（　　c　　）
begin to （　　d　　）（　　e　　）（　　f　　）direction.

　1．will　　　　2．you　　　　 3．slide　　　　4．the other

　5．in　　　　　6．at　　　　　 7．the chance

C．私は人々が不安を取り除き，勇気と信頼を身につけるのを助けることに全
人生を費やしてきた。

I have （　　a　　）（　　b　　）（　　c　　）（　　d　　）people （　　e　　）
（　　f　　）their fears and develop courage and confidence.

　1．helping　　 2．my life　　 3．removing　　 4．get rid of

　5．all　　　　　6．to　　　　　7．spent

数　学

問題

（2科目　60分）

5年度

[I] 次の □ をうめよ。答は解答用紙の該当欄に記入せよ。

(i) x の整式 $x^3 + ax^2 + bx - 1$ が整式 $x^2 - 2x + 2$ で割り切れるとき, 定数 a, b の値は $(a, b) = $ （ 1 ） である。

(ii) 円に内接する四角形 ABCD において, AB = 3, BC = 7, CA = 8, CD = DA のとき, 三角形 ACD の面積は （ 2 ） である。

(iii) 15 分ごとに分裂して, 個数が 2 倍に増える細胞がある。この細胞 1 個は （ 3 ） 時間後に初めて 50 万個以上になる。ただし, $\log_{10} 2 = 0.3010$ として, 答は整数で求めよ。

(iv) 正八角形の 8 個の頂点のうち, 3 点を結んで三角形を作るとき, 正八角形 と辺を共有しない三角形の総数は （ 4 ） である。

[II] （記述問題）

a を正の実数とする。座標平面上の曲線 $C : y = -x^3 + 2x$ と直線

$\ell : y = -x + a$ が接するとき, 次の問に答えよ。

(i) 正の実数 a の値を求めよ。

(ii) 曲線 C と直線 ℓ で囲まれた部分の面積を求めよ。

化　学

問題

（2科目　60分）

5年度

1　次の文を読み，下の問1〜問3に答えよ。

体内で微量元素を合成することはできないため，人は食品から栄養素として欠かせない元素を摂取している。酸素，炭素，水素，窒素以外の元素は ア とよばれており，ナトリウム，カリウム，**元素X**，カリウム，**元素Y**，鉄，亜鉛などを含む16元素が知られている。 ア の摂取量は多すぎても少なすぎても健康の保持・増進に好ましくない。

問1　文中の空欄 ア に最も適するものを，次の（1）〜（5）から選び，番号で答えよ。

　　　（1）　ミネラル　　　（2）　レアメタル　　　（3）　セラミックス
　　　（4）　クロロフィル　　（5）　アルマイト

問2　文中の**元素X**について，次の文章を読み，下の問（ⅰ）〜（ⅲ）に答えよ。

「周期表15族に属する典型元素で，原子は5個の価電子をもっている。**元素X**の単体には同素体がある。ドライアイスやヨウ素と同様に分子が規則正しく配列してできた イ である**同素体A**は，猛毒をもち，空気中で自然発火するので水中に保存される。空気を断って長時間加熱すると**同素体B**になる。**同素体B**は毒性が低く，医薬品や農薬の原料，マッチの箱側の薬剤などに用いられる。一方，**元素X**の単体を空気中で燃焼させると，(a)吸湿性の強い白色粉末状の酸化物が得られる。」

（ⅰ）文中の空欄 イ に最も適するものを，次の（1）〜（5）から選び，番号で答えよ。

　　　（1）　非晶質　　　（2）　金属結晶　　　（3）　イオン結晶
　　　（4）　分子結晶　　（5）　共有結合の結晶

（ii）　同素体Aを化学式で記せ。

（iii）　下線部(a)について，この酸化物を水に溶かして加熱すると，**元素X**の
　　　　オキソ酸となる。この反応を化学反応式で記せ。

問3　文中の**元素Y**について，次の文章を読み，下の**問**（ⅰ）～（ⅲ）に答えよ。

　　「**元素Y**は，地殻を構成する元素の中で酸素，　ウ　，アルミニウム，
鉄に次いでその存在比が大きい元素でもある。**元素Y**の化合物は，大理石，
セメント，貝殻，セッコウなど身近にも多く利用されている。その単体は，
銀白色の軽金属であり，常温で水と反応して水素を発生し，　エ　を生
じる。　エ　は，消石灰ともよばれる白色の粉末で，その飽和水溶液に
二酸化炭素を通じると　オ　の白色沈殿を生じる。また，　オ　は
塩酸と反応して，二酸化炭素ともに，**化合物Z**を生じる。」

（ⅰ）　文中の空欄　ウ　に最も適するものを，次の（1）～（4）から選
　　　　び，番号で答えよ。

　　　　　　（1）塩　素　　（2）硫　黄　　（3）炭　素　　（4）ケイ素

（ⅱ）　文中の空欄　エ　および　オ　にはあてはまるものを，それ
　　　　ぞれ化学式で記せ。

（ⅲ）　**化合物Z**の無水物は，吸湿性が強く，湿った空気中では水分を吸収し
　　　　て自ら溶解する。このような性質を何とよぶか。

2 次の文を読み，下の**問1**〜**問5**に答えよ。ただし，原子量は Na = 23.0，Cl = 35.5 とする。

ヒト体液と浸透圧がほぼ等しくなるように調製された 0.9 %塩化ナトリウム水
_(a)溶液を生理食塩水といい，新型コロナウイルスワクチンの希釈液としても用いられる。生理食塩水を調製する際，塩化ナトリウム NaCl の固体に水を加えると，Na^+ や Cl^- に　**あ**　し，水中に拡散していく。これは Na^+ や Cl^- が水分子
_(b)に囲まれ，水分子と静電気的な引力で引き合って安定化されるためである。この水溶液では，水が　**い**　で，塩化ナトリウムが　**う**　である。

問1 文中の空欄　**あ**　〜　**う**　にあてはまる語句の組み合わせとして最も適するものを次の（1）〜（4）から選び、番号で答えよ。

（1）あ—電離　い—溶質　う—溶媒
（2）あ—電離　い—溶媒　う—溶質
（3）あ—電解　い—溶質　う—溶媒
（4）あ—電解　い—溶媒　う—溶質

問2 下線部(a)について，次の問（ⅰ）および（ⅱ）に答えよ。

（ⅰ）0.900 %塩化ナトリウム水溶液の密度は 1.00 g/mL である。この水溶液のモル濃度（mol/L）はいくらか。**有効数字3桁**で答えよ。

（ⅱ）37 ℃における 0.90 %塩化ナトリウム水溶液の浸透圧（Pa）はいくらか。**有効数字2桁**で答えよ。ただし，気体定数 R = $8.3×10^3$ (Pa·L/(K·mol)) とする。

問3　右図は塩化ナトリウムの結晶構造の
単位格子を示している。次の問（ⅰ）
および（ⅱ）に答えよ。ただし，単位
格子の一辺の長さを a（cm），アボガ
ドロ定数を N_A（/mol）とする。

●Na⁺ ○Cl⁻

（ⅰ）ナトリウムイオン Na^+ のイオン半径が 1.16×10^{-8} cm であるとき，
塩化物イオン Cl^- のイオン半径（cm）はいくらか。正しいものを次の
（1）〜（6）から選び，番号で答えよ。

（1）　$\dfrac{a}{2} - 0.58 \times 10^{-8}$ 　　（2）　$\dfrac{a}{2} - 1.16 \times 10^{-8}$

（3）　$\dfrac{\sqrt{2}}{2}a - 1.16 \times 10^{-8}$ 　　（4）　$a - 1.16 \times 10^{-8}$

（5）　$a - 3.32 \times 10^{-8}$ 　　（6）　$\sqrt{2}a - 3.32 \times 10^{-8}$

（ⅱ）塩化ナトリウムの結晶の密度（g/cm³）はどのように表されるか。正
しいものを次の（1）〜（6）から選び，番号で答えよ。

（1）　$\dfrac{234}{a^3 N_A}$ 　　（2）　$\dfrac{234 N_A}{a^3}$ 　　（3）　$\dfrac{351}{a^3 N_A}$

（4）　$\dfrac{351 N_A}{a^3}$ 　　（5）　$234 a^3 N_A$ 　　（6）　$351 a^3 N_A$

問4 下線部(b)について，次の問（ⅰ）および（ⅱ）に答えよ。

（ⅰ） このような現象を何というか。

（ⅱ） 次の記述（1）〜（4）のうち，正しいものを番号で答えよ。

  （1） Na^+ は水分子の水素原子側と，Cl^- は水分子の酸素原子側と静電気的な引力で引きつけられる。

  （2） Na^+ や Cl^- が水分子と結びつくと，結晶中の Na^+ と Cl^- 間の結合が強まり，熱運動によって水中を拡散していく。

  （3） 結晶中の Na^+ と Cl^- 間の結合よりも，Na^+ や Cl^- と水分子の結びつきによる安定化の効果が大きいため，塩化ナトリウムは水に溶解する。

  （4） Cl^- はベンゼンの水素原子と静電気的な引力で引きつけられるため，塩化ナトリウムはベンゼンにも溶解する。

問5 塩化ナトリウムの水への溶解は次の熱化学方程式で表される。

$$NaCl(固) + aq = Na^+aq + Cl^-aq + Q\,kJ$$

この熱化学方程式の Q（kJ）はいくらか。**整数**で答えよ。ただし，塩化ナトリウムの結晶を構成するイオンを気体にするのに必要なエネルギー，およびそれぞれの気体状のイオンが水に溶解するときの反応熱を示す次の熱化学方程式を用いよ。

$$NaCl(固) = Na^+(気) + Cl^-(気) - 772\,kJ$$
$$Na^+(気) + aq = Na^+aq + 406\,kJ$$
$$Cl^-(気) + aq = Cl^-aq + 361\,kJ$$

3　芳香族化合物について述べた次の文を読み，下の**問1**〜**問3**に答えよ。

　ベンゼン環に　ア　基が直接結合した構造の化合物を芳香族カルボン酸という。芳香族カルボン酸は，染料や医薬の原料になるほか，合成樹脂や合成繊維の原料として用いられている。

　サリチル酸は，　ア　基と　イ　基の両方を持ち，カルボン酸と　ウ　の性質を示す。サリチル酸は，ナトリウムフェノキシドに二酸化炭素を高温・高圧下で反応させ，得られたサリチル酸ナトリウムに酸（希硫酸）を作用させることで得られる。

　<u>サリチル酸に触媒として濃硫酸を加え，　エ　を作用させると，白色針状結晶のアセチルサリチル酸になる。</u>アセチルサリチル酸は，アスピリンとも呼ばれ，解熱鎮痛薬や抗血栓薬として使用されている。また，サリチル酸にメタノールと濃硫酸を作用させると，　ア　基の部分が　オ　して強い芳香をもつ油状の液体であるサリチル酸メチルになる。サリチル酸メチルは，消炎鎮痛薬（外用塗布剤，湿布薬）として用いられている。

問1　文中の空欄　ア　〜　オ　に最も適する語句を次の (11)〜(22) から選び，番号で答えよ。

(11) アルデヒド　(12) カルボキシ　(13) カルボニル
(14) ヒドロキシ　(15) エタノール　(16) トルエン
(17) フェノール　(18) 無水酢酸　(19) アセタール化
(20) エステル化　(21) スルホン化　(22) 加水分解

問2　文中の**下線部**で起こる反応を化学反応式で表せ。ただし，ベンゼン環は解答欄の例のように表して，ベンゼン環の炭素原子と同環に直結する水素原子は省略せよ。

問3　アセチルサリチル酸とサリチル酸は，ともに白色の結晶であるが，呈色反
応を利用することでこれらを区別することができる。次の問（ⅰ）および（ⅱ）
に答えよ。

（ⅰ）　この呈色反応に利用する化合物を化学式で記せ。

（ⅱ）　この呈色反応により，どのように両者を区別することができるか説明
せよ。

英　語

解答　5年度

推　薦

Ⅰ

〔解答〕

(A)　8　　(B)　3　　(C)　5

(D)　7　　(E)　2　　(F)　4

〔出題者が求めたポイント〕

選択肢訳

1．地球上の大気とは異なる

2．変化かもしれない

3．を求めてこれらを調査してきた

4．を通過したかもしれない

5．生命と関連する

6．地球上における大爆発の可能性がある

7．考えられる説明を示唆した

8．海と厚い大気を持っていた

9．考えられる説明を拒否する

〔全訳〕

　約40億年前、火星は(A)海と厚い大気を持っていた。こうした環境は、生命を育むことができた可能性がある。NASA の探査機「キュリオシティ」は、10年近くにわたって火星のゲール・クレーターを探査してきた。はるか昔、このクレーターはたぶん湖であった。現在、そこには岩石や土がある。キュリオシティ探査機は、かつてここに、微生物と呼ばれる小さな生命体が生息していたことを示す手がかり(B)を求めてこれらを調査してきた。1月の NASA の発表によれば、キュリオシティは微生物が生息していた証拠を発見したかも知れないという。

　今回発表された研究は、キュリオシティが火星の岩石や土に対して行った調査に注目している。探査機は炭素12を発見していた。この化学物質は、地球上の(C)生命と関連するものだ。キュリオシティのサンプルの半分近くが、多量の炭素12を含んでいた。科学者たちは(以下のような)(D)考えられる説明を示唆した。遠い過去において、火星の土壌には微生物が繁殖していた。その微生物は炭素を消費し、そして処理した。その結果、ある種のガスが発生した。ガスは大気中に放出された。それは太陽光によって分解され、炭素になった。その炭素が雨のように降り注いだ。それが火星の表面に塵となって堆積した、というものだ。クリストファー・ハウスは、この研究における主任科学者だった。彼は、火星はかつて地球と同じように生命を宿していたかもしれないと言う。「2億5千万年以上前の「オーストラリアの岩石と火星からのサンプルが似ているのです」と彼は語る。当時、地球の大気には同じガスが豊富に含まれていたのだ。

　キュリオシティの発見は決定的なものではない。ポール・マハフィはキュリオシティの科学チームの退役メンバーである。彼は、「生命の存在を確認したと言うには、実際さらに多くの証拠が必要でしょう」と言う。炭素存在の別の説明は、火星の大気の(E)変化かもしれない。太陽からのエネルギーで炭素が作られ、それが火星上に降り注いだ可能性があるのだ。あるいは、炭素でいっぱいの雲が太陽系(F)を通過して、いくらか炭素を残していったのかもしれない。「我々は、自分たちのこうした解釈には慎重になっています」とハウスは言う。「しかし、火星のような別世界の研究においては、それが正しいアプローチなのです」。

Ⅱ

〔解答〕

(a)　1　　(b)　1　　(c)　1　　(d)　4

(e)　2　　(f)　2　　(g)　3　　(h)　3

〔出題者が求めたポイント〕

(a)　late「遅れている」。lately「最近」。show「のろい」。slowly「のろのろと」。

(b)　強調構文なので that が正解。疑問詞 is it that ～ ? は強調構文が疑問文になった語順。

(c)　regret の目的語には、名詞か動名詞がくる。ここでは動名詞の saying が正解。

(d)　「〇〇時ちょうど」の「ちょうど」には sharp を用いる。

(e)　be dependent on A for B「B を A に頼る」。depend on A for B もほぼ同意。

(f)　take one's advice「～の忠告に従う」。

(g)　not by any means「決して～ではない」。by no means とほぼ同意。

(h)　要求・主張・提案などを表す動詞(demand, insist, suggest など)の目的語となる that 節中は、動詞が原形(または should 原形)がくるので、he returned や he returns とはならず、he return が正しい。

〔問題文訳〕

(a)　その時計は 5 分遅れている。

(b)　あなたが本当にやりたかったことは何ですか？

(c)　ジョンがもっといい仕事ができるのはわかっている、だから私は怒ったのです。でも、「辞めた方がいい」と言ったことは後悔しています。

(d)　会議は 4 時ちょうどに始まります。

(e)　幼い子どもは、自分の幼児期の教育を完全に親に依存している。

(f)　ベンは私の忠告に従って、そこには行かなかった。

(g)　アレクサンダーは決して私の好きなバスケットボール選手ではない。

(h)　学校は彼が借りた本を返すように要求した。

Ⅲ

〔解答〕

(a) 3　　(b) 1　　(c) 2　　(d) 5

〔出題者が求めたポイント〕

(a) p<u>o</u>stage[ou] / <u>o</u>nly[ou] / b<u>o</u>ttom[ɑ] /
h<u>o</u>meroom[ou] / d<u>o</u>se[ou]

(b) <u>ch</u>amber[tʃ] / <u>ch</u>aracter[k] / e<u>ch</u>o[k] /
stoma<u>ch</u>ache[k] / <u>ch</u>orus[k]

(c) sh<u>a</u>meless[ei] / thr<u>ea</u>t[e] / s<u>ai</u>nt[ei] / l<u>a</u>dy[ei]
/ <u>a</u>pron[ei]

(d) <u>th</u>rough[θ] / <u>th</u>eme[θ] / <u>th</u>orough[θ] /
<u>th</u>umb[θ] / <u>th</u>erefore[ð]

Ⅳ

〔解答〕

A. (a) 4　　(b) 2　　(c) 6　　(d) 3
　　(e) 7　　(f) 1

B. (a) 7　　(b) 2　　(c) 1　　(d) 3
　　(e) 5　　(f) 4

C. (a) 7　　(b) 5　　(c) 2　　(d) 1
　　(e) 6　　(f) 4

〔出題者が求めたポイント〕

正解の英文

A. They (had little) (in) (common) except (for)
(a desperate desire) (to) go into space .
（不要語：almost）

B. The longer you hesitate, the greater (the chance)
(you) (will) begin to (slide) (in) (the other)
direction.（不要語：at）

C. I have (spent) (all) (my life) (helping)
people (to) (get rid of) their fears and develop
courage and confidence.
（不要語：removing）

数　学

解答　5年度

推　薦

I

〔解答〕

(i)(1) $\left(-\dfrac{5}{2},\ 3\right)$　(ii)(2)　$\dfrac{32\sqrt{3}}{3}$

(iii)(3)　5　(iv)(4)　16

〔出題者が求めたポイント〕

(i)　式の計算

商を $x+k$ とする。

$x^3+ax^2+bx-1=(x^2-2x+2)(x+k)$

として，x^3，x^2，x，係数項の係数が左辺と右辺が等しいとして k，a，b を求める。

(ii)　三角比，円

$\cos\angle ABC=\dfrac{AB^2+BC^2-AC^2}{2AB\cdot BC}$

$\cos\angle ADC=\cos(180°-\angle ABC)=-\cos\angle ABC$

$CD=DA$ とすると，

$\cos\angle ADC=\dfrac{r^2+r^2-AC^2}{2r\cdot r}$

$\sin\angle ADC=\sqrt{1-\cos^2\angle ADC}$

△ACD の面積，$\dfrac{1}{2}r\cdot r\sin\angle ADC$

(iii)　指数対数関数

1 時間では，2^4 倍になる。$(2^4)^n\geqq 500000$ として両辺を常用対数の真数にとる。

$\log_c NM=\log_c N+\log_c M$，$\log_c r^n=n\log_c r$

$\log_c\dfrac{N}{M}=\log_c N-\log_c M$

(iv)　場合の数

全体は $_8C_3$ で，辺を共有する三角形の数を考える。一辺を共有するのは，辺の両端とその隣りの点以外の点（$8-4=4$ 個）と結ぶ三角形。これを数える。

二辺を共有する三角形を数える。

全体から 2 つの場合の三角形の数の和をひく。

〔解答のプロセス〕

(i)　商を $x+k$ とする。

$(x^2-2x+2)(x+k)$

$=x^3+(k-2)x^2+(-2k+2)x+2k$

よって，$a=k-2$，$b=-2k+2$，$-1=2k$

$k=-\dfrac{1}{2}$，$a=-\dfrac{1}{2}-2=-\dfrac{5}{2}$

$b=-2\left(-\dfrac{1}{2}\right)+2=3$

$(a,\ b)=\left(-\dfrac{5}{2},\ 3\right)$

(ii)　$\cos\angle ABC=\dfrac{3^2+7^2-8^2}{2\cdot 3\cdot 7}=-\dfrac{6}{42}=-\dfrac{1}{7}$

$\cos\angle ADC=\cos(180°-\angle ABC)=-\cos\angle ABC$

$=\dfrac{1}{7}$

$\sin\angle ADC=\sqrt{1-\left(\dfrac{1}{7}\right)^2}=\sqrt{\dfrac{48}{49}}=\dfrac{4\sqrt{3}}{7}$

$CD=DA=r$ とすると，

$(\cos\angle ADC=)\dfrac{r^2+r^2-64}{2\cdot r\cdot r}=\dfrac{1}{7}$

$14r^2-448=2r^2$　より　$r^2=\dfrac{448}{12}=\dfrac{112}{3}$

△ACD の面積，$\dfrac{1}{2}\cdot\dfrac{112}{3}\cdot\dfrac{4\sqrt{3}}{7}=\dfrac{32\sqrt{3}}{3}$

(iii)　n 時間で，$(2^4)^n$ 倍になる。

$2^{4n}\geqq 500000$

両辺の常用対数をとる。

$\log_{10}2^{4n}\geqq\log_{10}500000$

$4n\log_{10}2\geqq\log_{10}\dfrac{1000000}{2}=6-\log_{10}2$

$1.204n\geqq 5.699$　より　$n\geqq 4.73\cdots$

従って，5 時間後に初めて 50 万個以上になる。

(iv)　全部の個数は，$_8C_3=56$

一辺が共有する三角形は一辺の両端とその隣の点以外の点と一辺でできる三角形。$8-2-2=4$

$4\times 8=32$

二辺が共有するのは，8。

$56-32-8=16$

II

〔解答〕

(i)　$a=2$　(ii)　$\dfrac{27}{4}$

〔出題者が求めたポイント〕

微分積分

(i)　$y=f(x)$ の $x=t$ における接線の方程式は，

$y=f'(t)(x-t)+f(t)$

$f'(t)=-1$　より t を求める。

(ii)　C と l の式を連立させて交点 α，β $(\alpha<\beta)$ を求める。

$\displaystyle\int_\alpha^\beta(l\text{ の }y-C\text{ の }y)dx$

〔解答のプロセス〕

(i)　$C:y'=-3x^2+2$

接する点を $x=t$ とすると，$-3t^2+2=-1$

よって，$t^2=1$　より　$t=\pm 1$

$t=-1$ のとき

$y=-(-1)+2\cdot(-1)=-1$

$y=-1(x+1)-1=-x-2$

$a=-2$　となり不適

$t=1$ のとき

$y=-1+2\cdot 1=1$

$y=-1(x-1)+1=-x+2$

　　よって，$a = 2$

(ii)　$-x^3 + 2x = -x + 2$

　　$x^3 - 3x + 2 = 0$

　$x = 1$で接するので，$x - 1$の因数があるので，

　　$(x - 1)^2(x + 2) = 0$

　よって，lとCの共有点は$-2, 1$

　$-2 < x < 1$で　$-x + 2 > -x^3 + 2x$

$$\int_{-2}^{1} \{(-x + 2) - (-x^3 + 2x)\} dx$$

$$= \int_{-2}^{1} (x^3 - 3x + 2) dx$$

$$= \left[\frac{x^4}{4} - \frac{3x^2}{2} + 2x \right]_{-2}^{1}$$

$$= \left(\frac{1}{4} - \frac{3}{2} + 2 \right) - \left(\frac{16}{4} - \frac{12}{2} - 4 \right)$$

$$= \frac{3}{4} - (-6) = \frac{27}{4}$$

化　学

解答　　5年度

推　薦

1
〔解答〕
問1　⑦(1)
問2(i)⑦(4)　(ii) P_4
　　(iii) $P_4O_{10} + 6H_2O \longrightarrow 4H_3PO_4$
問3(i)⑦(4)　(ii)回 $Ca(OH)_2$　困 $CaCO_3$
　　(iii)潮解性
〔出題者が求めたポイント〕
カルシウム，リンとその化合物
〔解答のプロセス〕
問1　栄養素には炭水化物，タンパク質，脂質(以上を三大栄養素という)，無機質(ミネラル)，ビタミンがある。
問2　(i),(ii)ミネラルのうち 15 族元素はリン(元素 X)である。リンには，黄リンと赤リンの同素体がある。同素体 A は黄リンで，分子式 P_4 の分子結晶回で猛毒であるが，同素体 B の赤リンは原子数不定の固体で毒性は弱い。
　　(iii)黄リンも赤リンも空気中で燃焼すると，十酸化四リン P_4O_{10} の白色粉末になる。十酸化四リンは酸性酸化物で，水と反応してリン酸になる。
　　　$P_4 + 5O_2 \longrightarrow P_4O_{10}$
　　　$P_4O_{10} + 6H_2O \longrightarrow 4H_3PO_4$
問3　(i)地殻に含まれる元素は多い順に酸素，ケイ素⑦アルミニウム，鉄，カルシウム(元素 Y)である。
　　(ii)カルシウムはイオン化傾向が極めて大きく，常温で水と反応して水酸化カルシウムとなる。
　　　$Ca + 2H_2O \longrightarrow Ca(OH)_2$回 $+ H_2$
　　　水酸化カルシウムの水溶液は石灰水ともいわれ，二酸化炭素を吹込むと炭酸カルシウムの白色沈殿が生じる。
　　　$Ca(OH)_2 + CO_2 \longrightarrow CaCO_3$困 $+ CO_2$
　　(iii)炭酸カルシウムは弱酸の塩なので強酸の塩酸により弱酸の炭酸が遊離し，分解して二酸化炭素が生じる。
　　　$CaCO_3 + 2HCl \longrightarrow CaCl_2 + H_2O + CO_2$
　　　このとき生じる塩化カルシウム $CaCl_2$(化合物 Z)の無水物は吸湿性が強く，空気中の水分を吸収して溶ける。このような性質を潮解性という。

2
〔解答〕
問1(2)
問2(i) $0.154\,mol/L$　(ii) $7.9 \times 10^5\,Pa$
問3(i)(2)　(ii)(1)
問4(i)水和　(ii)(3)
問5 － 5

〔出題者が求めたポイント〕
塩化ナトリウム関連事項(生理食塩水，結晶格子，水和溶解熱)
〔解答のプロセス〕
問1　ある液体に別の固体，液体，気体を混ぜて得られた均一な液体を溶液，元の液体を溶媒，混ぜた物質を溶質というので，塩化ナトリウム水溶液では水が溶媒い，塩化ナトリウムが溶質うである。
　　　塩化ナトリウムは電解質で，ナトリウムイオンと塩化物イオンに電離あして溶けている。
問2　(i)溶液 1L をとると
　　　その質量は　$1.00\,g/mL \times 1000\,mL = 1000\,g$
　　　NaCl は　$1000\,g \times \dfrac{0.900}{100} = 9.00\,g$
　　　その物質量は　$\dfrac{9.00\,g}{58.5\,g/mol} = 0.1538 \fallingdotseq 0.154\,mol$
　　　1L 中に 0.154 mol 含まれるから
　　　　　　　モル濃度は 0.154 mol/L
　　(ii) NaCl は Na^+ と Cl^- に電離しているから，溶質粒子のモル濃度は(i)の 2 倍の 0.308 mol/L。
　　　ファントホッフの法則　$\Pi = cRT$　より
　　　$\Pi = 0.308\,mol/L \times 8.3 \times 10^3\,Pa \cdot L/(K \cdot mol)$
　　　　　　　　　　　　　　　　$\times (273 + 37)K$
　　　　　$= 7.92 \times 10^5 \fallingdotseq 7.9 \times 10^5\,Pa$
問3　(i)立方体の一辺は　Na^+ の半径$\times 2 + Cl^-$ の半径 $\times 2$　であるから，Cl^- のイオン半径を $R\,[cm]$ とすると
　　　　$1.16 \times 10^{-8} \times 2 + 2R = a\,[cm]$
　　　　$2R = a - 1.16 \times 10^{-8} \times 2$
　　　　$R = \dfrac{a}{2} - 1.16 \times 10^{-8}\,[cm]$
　　(ii)単位格子の Na^+ (●)は
　　　$\dfrac{1}{4}$個$\times 12$(辺の中心)$+ 1$個(立方体の中心)$= 4$個
　　　Cl^- (○)は
　　　$\dfrac{1}{8}$個$\times 8$(頂点)$+ \dfrac{1}{2}$個$\times 6$(面の中心)$= 4$個
　　　Na^+ の質量は $\dfrac{23.0}{N_A}\,[g]$，Cl^- の質量は $\dfrac{35.5}{N_A}\,[g]$であるから
　　　結晶の密度 $= \dfrac{Na^+, \ Cl^-\,4\,個ずつの質量}{単位格子の体積}$
　　　　　　$= \dfrac{\dfrac{23.0 + 35.5}{N_A}\,[g] \times 4}{(a\,[cm])^3} = \dfrac{234}{a^3 N_A}\,[g/cm^3]$
問4　(i)水分子と溶質粒子が結びつくことを水和という。
　　(ii)(1)誤り　水分子の H 原子は正に，O 原子は負に帯電しているから，Na^+ は水分子の O 原子と，Cl^- は水分子の H 原子と結びついている。

(2)誤り　結晶中の Na^+ と Cl^- の結合は弱まる。

(3)正

(4)誤り　ベンゼンは無極性分子なので，イオンとの結合は特に生じない。

問 5　与式を順に①，②，③として　①＋②＋③　を求めると

$NaCl(固) + aq = Na^+aq + Cl^-aq - 5kJ$

よって　$Q = -5$

3

〔解答〕

問 1　ア(12)　イ(14)　ウ(17)　エ(18)　オ(20)

問 2　 $+ (CH_3CO)_2O$

$\longrightarrow$ $+ CH_3COOH$

問 3　(i) $FeCl_3$

(ii)サリチル酸は赤紫色を示すがアセチルサリチル酸は特に呈色しない。

〔出題者が求めたポイント〕

サリチル酸

〔解答のプロセス〕

問 1,2　カルボキシ基ア $-COOH$ をもつ化合物をカルボン酸といい，弱酸性を示す。

　サリチル酸は，ベンゼンのオルトの位置にカルボキシ基とヒドロキシ基イ $-OH$ のついた化合物で，ヒドロキシ基がベンゼン環に直接結合しているのでアルコールではなくフェノールウの性質を示す。

　サリチル酸に無水酢酸エを作用させると，ヒドロキシ基の部分がアセチル化され，解熱鎮痛剤のアセチルサリチル酸が生じる。

サリチル酸　　　　無水酢酸

アセチルサリチル酸　　酢酸

　サリチル酸にメタノールを作用させると，カルボキシ基の部分がエステル化オされ，消炎鎮痛剤のサリチル酸メチルが生じる。

サリチル酸メチル

問 3　サリチル酸 にはフェノールの $-OH$

があり，アセチルサリチル酸 にはない

ので，フェノール類に特有の塩化鉄(Ⅲ)反応の有無を利用すればよい。サリチル酸は塩化鉄(Ⅲ)により赤紫色を呈するが，アセチルサリチル酸は呈色しない。

受験学部学科コード	受験番号	氏名（漢字）

⑧⑨　Ａ　英　語

2023 年度　（解答用紙）

（注）解答欄の黒枠内の左上部にある小さな数字は、
解答には全く関係ありません。

〔Ⅰ〕

(A)	(B)	(C)	(D)	(E)	(F)
22	23	24	25	26	27

〔Ⅱ〕

(a)	(b)	(c)	(d)	(e)	(f)	(g)	(h)
28	29	30	31	32	33	34	35

〔Ⅲ〕

(a)	(b)	(c)	(d)
36	37	38	39

〔Ⅳ〕

	(a)	(b)	(c)	(d)	(e)	(f)
A	40	41	42	43	44	45
B	46	47	48	49	50	51
C	52	53	54	55	56	57

この解答用紙は 153% に拡大すると、ほぼ実物大になります

受 験 学 部 学 科 コ ー ド	受験番号	氏 名 （漢字）

⑨① 　 C 　 数 　 学 　　　　　　 ２０２３年度 （解答用紙）

欠　　席　　欄 （受験生は記入しないこと） 21

[I]

(i) (1) _____　　　　　(ii) (2) _____

点 数	
22	23

(iii) (3) _____　　　　(iv) (4) _____

[II]

(i) 　　　　　　　　　　　　　　　　(ii)

点 数	
24	25

答 _____　　　　　答 _____

この解答用紙は163％に拡大すると、ほぼ実物大になります。

受験学部学科コード	受験番号	氏名（漢字）

⑨⑫ Q 化 学 （薬学部） 2023 年度 （解答用紙）

（注）解答欄の黒枠内の左上部にある小さな数字は、解答には全く関係ありません。

1

問1 ア
22

問2
i	ii	iii
23		⟶

問3
i	ii			iii
ウ	エ	オ		
24				

点 数
25 ｜ 26

2

問1 27

問2
i	ii
mol/L	Pa

問3
i	ii
28	29

問4
i	ii
	30

問5
kJ

点 数
31 ｜ 32

3

問1
ア	イ	ウ	エ	オ
33 ｜ 34	35 ｜ 36	37 ｜ 38	39 ｜ 40	41 ｜ 42

問2

ベンゼン環の記載例

⬡ または ⬡

解答

⟶

問3

i

ii

点 数
43 ｜ 44

この解答用紙は 163％に拡大すると、ほぼ実物大になります

令和4年度

問　題　と　解　答

英　語

問題

(2科目　60分)

4年度

〔Ⅰ〕　次の英文の空所（　A　）～（　F　）を埋めるのに最も適当なものを下
の1～9の中から選び，その番号を記入せよ。

Leonardo da Vinci (1452–1519) was an Italian. He studied things all his life but did not go to university. He（　A　）in the world around him. He looked at things to see how they were made and how they worked. He drew the things that he saw and the discoveries that he made into his notebooks, and made notes about them. Many of his notebooks are now in museums. There are 13,000 pages of notes and drawings. Many of （　B　）.

Leonardo's notebooks are hard to read because he wrote backwards in "mirror writing". Some people think that perhaps he was（　C　）. This is not true. Leonardo wrote (and sometimes drew) with his left hand. In those days pens were（　D　）from a quill (a large feather) that was cut on the end with a pen-knife. It is hard for a left-handed person to write with a quill in the ordinary way, but quite easy to write backwards.

It is likely that Leonardo planned to publish the studies in his notebooks. He organized many pages carefully, with one study taking up the front and back of each page. There is（　E　）about the human heart and a page about the womb and the fetus. One page shows drawings of the muscles of a shoulder and another page shows how an arm works.

The notebooks were（　F　）Leonardo's lifetime. After he died, they were divided between different people who had known him. They are nearly all in museums or libraries such as Windsor Castle, the Louvre, and the British Library.

注　womb　子宮
　　fetus　胎児

［出典："Leonardo da Vinci Facts for Kids." *Kiddle Encyclopedia.* 2011. https://kids. kiddle.co/Leonardo_da_Vinci に基づく］

1. his famous painting *Mona Lisa*
2. not published in
3. drew backwards in his mind
4. made
5. these are scientific studies
6. a page with drawings and writing
7. lost
8. trying to keep his work secret
9. studied by looking at things

〔Ⅱ〕　次の(a)～(h)の各文の空欄に入れるのに最も適当な語(句)を1～4の中から
　　　一つずつ選び，その番号を記入せよ。

(a)　In appearance, my brothers (　　　　) very much alike.
　　　1．watch　　　　　2．look　　　　　3．see　　　　4．view

(b)　This area (　　　　) suitable for building an elementary school if there
　　　were not so many chemical factories.
　　　1．will have been　　　　2．would be
　　　3．has been　　　　　　　4．had been

(c)　Sending young people abroad to experience other cultures (　　　　)
　　　have a great impact on them.
　　　1．are likely　　　2．are likely to　　3．is likely　　4．is likely to

(d)　Please sit down and make yourself at (　　　　).
　　　1．chair　　　　　2．once　　　　　3．home　　　4．easy

(e)　All things (　　　　), she did well.
　　　1．consideration　2．considered　　3．consider　　4．to consider

(f)　(　　　　) her commitment to the project, she could not have improved
　　　her business performance.
　　　1．Instead of　　　2．Because　　　3．However　　4．Without

(g)　I've tried to (　　　　) the insects in my office, but they are still
　　　everywhere.
　　　1．get rid of　　　　2．take hold of
　　　3．make fun of　　　4．get out of

(h)　(　　　　) I am concerned, I don't care when the party will be.

　　1．As soon as　　　　　2．As well as

　　3．As far as　　　　　　4．As many as

〔Ⅲ〕　次の(a)～(d)の各組の語のうち，最も強く発音する音節の位置が他と<u>異なるも</u><u>の</u>がある場合はその番号を，<u>すべて同じ</u>場合は６を記入せよ。

(a)　1．em-pire　　　2．ne-glect　　　3．re-gret
　　4．pre-vent　　　5．pre-dict

(b)　1．post-card　　2．fore-cast　　　3．ab-sence
　　4．ma-rine　　　5．for-ward

(c)　1．bar-ri-er　　　2．mes-sen-ger　　3．ed-u-cate
　　4．e-qual-ly　　　5．at-mo-sphere

(d)　1．ap-par-ent-ly　2．al-ter-na-tive　3．im-me-di-ate
　　4．au-thor-i-ty　　5．des-per-ate-ly

〔Ⅳ〕　次の日本文の意味を伝えるように，英文の（　a　）～（　f　）の空欄に1～7の語(句)を入れ，その番号を記入せよ。なお，使わない語(句)が各問に一つずつある。

A．彼があるだろうと言った場所にその辞書はなかった。

　　The dictionary was （　a　）（　b　）he （　c　）（　d　）（　e　）（　f　）.

　　1．not　　　　2．in　　　　3．would　　　4．where

　　5．it　　　　6．said　　　　7．be

B．計画は実行するより，立てる方が簡単である。

　　It is （　a　）（　b　）（　c　）plans than it is to （　d　）（　e　）（　f　）.

　　1．them　　　2．to　　　　3．do　　　　4．out

　　5．carry　　　6．easier　　　7．make

C．私が出張で留守にしている間に起こったことは何でも知らせてください。

　　Please （　a　）（　b　）（　c　）of （　d　）（　e　）（　f　）I'm away on my business trip.

　　1．informed　2．whatever　3．tell　　　4．me

　　5．keep　　　6．while　　　7．happens

数　学

問題

（2科目　60分）

4年度

[I]　次の　□　をうめよ。答は解答用紙の該当欄に記入せよ。

(i)　$0 \leqq \theta \leqq \pi$ のとき，関数 $y = \sin\theta + \cos\left(\theta + \dfrac{\pi}{6}\right)$ の最小値は　(1)　である。

(ii)　$t > 0$ とする。点 O を原点とする座標平面において，A$(2, t)$, B$(-2, 3t)$ とし，線分 AB を $1 : 2$ に内分する点を P とする。このとき，$\overrightarrow{\mathrm{OP}} \perp \overrightarrow{\mathrm{AB}}$ となる t の値は $t = $ (2) である。

(iii)　$\left(\dfrac{1}{2}\right)^n < 0.0003$ をみたす最小の自然数 n は $n = $ (3) である。ただし，$\log_{10} 2 = 0.3010$, $\log_{10} 3 = 0.4771$ とする。

(iv)　a, b を自然数とする。a を7で割ると5余り，b を7で割ると4余る。このとき，$2a^2 b$ を7で割った余りは　(4)　である。

[II]　（記述問題）

p, q を実数とする。曲線 $C : y = x^3 + 3x^2 - x + 1$ と直線 $\ell : y = px + q$ について，次の問に答えよ。

(i)　$p = 2$ とする。曲線 C と直線 ℓ が2個以上の共有点をもつときの q の値の範囲を求めよ。

(ii)　どのような q の値に対しても，曲線 C と直線 ℓ の共有点が1個となる p の値の範囲を求めよ。

化 学

問題

（2科目　60分）

4年度

1　次の文を読み，下の**問1**〜**問4**に答えよ。ただし，原子量は H = 1.0, C = 12.0, N = 14.0, O = 16.0 とする。

　窒素，[ア]，カリウムは植物の成長に必要な肥料の三要素とよばれる。肥料の三要素のうち，窒素を補う肥料を特に窒素肥料といい，代表例としてアンモニウム塩（硝酸アンモニウムや硫酸アンモニウムなど）や尿素が知られている。(a) 窒素肥料の原料となるアンモニアは，適当な触媒を用いる[イ]法によって窒素と水素から直接合成されている。尿素はアンモニアと二酸化炭素を高温・高圧で反応させると得られ，(b) 特に土壌の pH を変化させない中性の肥料として有用である。

　環境中の窒素は様々な形態をとりつつ，大気中，土壌中，水中および生体内を循環している。土壌中のアンモニウム塩は，好気的（酸素を多く含む）環境下で(c) 微生物による[ウ]作用を受け，硝酸塩に変化する。この際，土壌の pH は低下する。塩を構成するアンモニウムイオンと硝酸イオンは植物の根から吸収され，植物の成長に利用される。

問1　文中の空欄 [ア] 〜 [ウ] に最も適するものを次の（1）〜（9）から選び，番号で答えよ。

（1）炭 素　　　　（2）リ ン　　　　（3）塩 素
（4）アンモニアソーダ　　（5）オストワルト
（6）ハーバー・ボッシュ　　（7）還 元
（8）緩 衝　　　　（9）酸 化

問２　下線部(a)の硝酸アンモニウム NH_4NO_3 について，その水溶液はどのような性質か。最も適するものを次の（１）〜（５）から選び，番号で答えよ。

（１）　強い酸性　　　（２）　弱い酸性　　　（３）　中　性
（４）　弱い塩基性　　（５）　強い塩基性

問３　下線部(b)の反応が完全に進行するものとして，尿素 $CO(NH_2)_2$ 15.0 kg を得るのに必要なアンモニアの質量（kg）はいくらか。**小数第一位**まで答えよ。

問４　下線部(c)について，次の問（ⅰ）および（ⅱ）に答えよ。

（ⅰ）　アンモニウムイオン NH_4^+ および硝酸イオン NO_3^- に含まれる窒素原子の酸化数はいくらか。最も適するものを次の (11)〜(25) からそれぞれ選び，番号で答えよ。

(11)　-7　　　(12)　-6　　　(13)　-5　　　(14)　-4
(15)　-3　　　(16)　-2　　　(17)　-1　　　(18)　0
(19)　$+1$　　　(20)　$+2$　　　(21)　$+3$　　　(22)　$+4$
(23)　$+5$　　　(24)　$+6$　　　(25)　$+7$

（ⅱ）　好気的環境下で NH_4^+ が NO_3^- に変化する反応を，次の**例**にならってイオン反応式として記せ。

例　$5H_2O_2 + 2MnO_4^- + 6H^+ \longrightarrow 5O_2 + 2Mn^{2+} + 8H_2O$

2 　　次の文を読み，下の**問1**～**問4**に答えよ。ただし，原子量は H = 1.0, C = 12.0, O = 16.0 とする。

　　2020年，人類と新型コロナウイルスとの戦いが始まった。新型コロナウイルス感染症に対する特効薬がない状況下，接触感染の予防として，エタノールなどを含む殺菌消毒剤による手指消毒の徹底が叫ばれている。

　　エタノールの合成方法には，アルコール発酵による方法と工業的な方法がある。<u>アルコール発酵</u>では，グルコース $C_6H_{12}O_6$ に酵母を作用させることでエタノールと ア が生成する。 ア は，常温常圧で気体である。一方，工業的な方法では， イ を触媒とし，<u>エチレン</u>への<u>水の付加</u>によってエタノールが生成する。

問1　文中の空欄 ア および イ に最も適するものを次の（1）～（6）から選び，番号で答えよ。

　　　　（1）　一酸化炭素　　　（2）　酸　素　　（3）　二酸化炭素
　　　　（4）　酸化マンガン(IV)　　（5）　白　金　　（6）　リン酸

問2　下線部(a)について，298 K においてグルコース（固）をアルコール発酵させて4 mol のエタノール（液）を得るときの反応熱（kJ）はいくらか。**有効数字3桁**で答えよ。ただし，298 K におけるグルコース（固），エタノール（液）および ア （気）の生成熱（kJ/mol）をそれぞれ，1273, 278 および 394 とする。

問3　下線部(b)について，活性化エネルギーおよび反応速度に対する触媒のはたらきはどれか。正しい組み合わせを次の（1）～（9）から選び，番号で答えよ。

	活性化エネルギー	反応速度
（1）	大きくする	大きくする
（2）	大きくする	小さくする
（3）	大きくする	変化させない
（4）	小さくする	大きくする
（5）	小さくする	小さくする
（6）	小さくする	変化させない
（7）	変化させない	大きくする
（8）	変化させない	小さくする
（9）	変化させない	変化させない

問4　下線部(c)について，1.40 kg のエチレンから生成するエタノールの質量（kg）はいくらか。最も適する値を次の（1）～（6）から選び，番号で答えよ。ただし，反応に用いたエチレンはすべて水と反応したものとする。

（1）　1.49　　　（2）　1.60　　　（3）　1.72

（4）　2.15　　　（5）　2.30　　　（6）　2.48

3 　次の文を読み，下の**問1～問3**に答えよ。ただし，原子量は H = 1.0，C = 12.0，O = 16.0，I = 127.0 とする。

　油脂は，高級脂肪酸と ア からなるエステルであり，動植物に含まれる。自然界に存在する油脂を構成する脂肪酸の炭素原子数は，16 あるいは 18 のものが多い。油脂は，構成する脂肪酸の種類や割合によってその性質が決まり，一般に常温で固体の油脂を脂肪といい，液体の油脂を脂肪油という。

　脂肪油は，飽和脂肪酸よりも不飽和脂肪酸のエステルを多く含む。そのため，ニッケルを触媒として水素を付加することで，融点が高くなり，マーガリンなどの食品の原料として利用されている イ となる。水素を付加する際に生じるトランス脂肪酸は，過剰に摂取すると健康にリスクがあることが指摘されている。油脂 100 g に付加することのできるヨウ素 I_2 の質量を g 単位で表した数値
(a)
をヨウ素価といい，この値が大きいほど脂肪酸の不飽和度が高く，空気中に放置されると酸化されて固化しやすい。

　油脂に水酸化ナトリウム水溶液を加えて加熱すると，油脂は ウ されて，高級脂肪酸のナトリウム塩であるセッケンと ア になる。セッケンを水に溶かすと，液面にあるセッケンの脂肪酸イオンは，疎水性部分を空気側，親水性部分を水側に向けて並び，水の表面張力を低下させる。このように表面張力を低下させる物質を界面活性剤という。少量の油をセッケン水に入れると，油分は微細な小滴となって水中に分散する。この現象を エ という。セッケンが，油汚れを落とせるのはこのはたらきのためである。また，セッケンは，海水中ではカルシウムイオンなどと反応して，水に不溶性の沈殿をつくるため泡立ちが悪
(b)
くなり，洗浄力が低下する。

問1　文中の空欄　ア　～　エ　に最も適するものを次の（11）～（21）から選び，番号で答えよ。

　　　（11）　1,2,3-プロパントリオール（グリセリン）

　　　（12）　1,2-エタンジオール（エチレングリコール）

　　　（13）　エタノール　　　（14）　乾性油　　　（15）　不乾性油

　　　（16）　硬化油　　　　　（17）　硬　化　　　（18）　けん化

　　　（19）　乳　化　　　　　（20）　酸　化　　　（21）　還　元

問2　下線部(a)について，ある油脂Aのヨウ素価を求めたい。次の問（ⅰ）～（ⅲ）に答えよ。ただし，油脂Aを構成する脂肪酸は，$C_{17}H_{31}COOH$ のみとする。

　　（ⅰ）　油脂Aの分子量はいくらか。**整数**で答えよ。

　　（ⅱ）　1分子の油脂Aに含まれる炭素原子間の二重結合の数はいくつか。

　　（ⅲ）　油脂Aのヨウ素価はいくらか。**有効数字3桁**で答えよ。

問3　下線部(b)について，セッケンがカルシウムイオンと反応して生じる水に不溶性の沈殿の示性式を次の**例**にならって記せ。ただし，セッケンを構成する長鎖の炭化水素基をRと表すものとする。

　　　例　R-ONa

英　語

解　答　4年度

Ⅰ

〔解答〕

(A) 9　(B) 5　(C) 8

(D) 4　(E) 6　(F) 2

〔出題者が求めたポイント〕

選択肢訳

1．彼の名画『モナリザ』

2．出版されなかった

3．心の中で逆に描いた

4．作られた

5．これらは科学的な研究である

6．絵と文章のページ

7．失われた

8．自分の仕事を秘密にしようとしていた

9．事物を見て学んだ

〔全訳〕

　レオナルド・ダ・ヴィンチ（1452–1519）はイタリア人である。彼は生涯にわたって様々な物事を研究したが、大学には行かなかった。彼は、自分の周りの世界の(A)事物を見て学んだ。彼は、それがどのように作られ、どのように機能するかを知るために、事物を見たのだ。そして、見たものを描き、発見したものをノートに書き留めた。彼のノートの多くは、現在、博物館に所蔵されている。1 万 3,000 ページにも及ぶノートと描画がある。(B)これらの多くは科学的な研究である。

　レオナルドのノートは、「ミラー・ライティング（鏡文字）」といって、左右反転して書かれているため読みにくい。彼は(C)自分の仕事を秘密にしようとしていたのではないか、と考える人もいる。しかし、それは事実ではない。レオナルドは左手で字を書いた（時には絵を描いた）のだ。当時のペンは、羽ペン（大きな羽根）の先をペンナイフで切って(D)作られた。左利きの人が羽ペンを使って普通に書くのは難しいが、逆に書くのはとても楽なのだ。

　レオナルドは、自分のノートに書いた研究を発表するつもりだったのだろう。彼は、ひとつの研究が各ページの表と裏を占めるよう、多くのページを丁寧に整理している。人間の心臓に関する、また、子宮と胎児に関する、(E)絵と文章のページがある。また、肩の筋肉が描かれたページや、腕がどのように動くかが描かれたページもある。

　このノートはレオナルドの存命中には(F)出版されなかった。レオナルドの死後、彼を知る様々な人々の間で分けられた。それらは現在、ウィンザー城、ルーブル美術館、大英図書館など、美術館や図書館にほぼすべてが所蔵されている。

Ⅱ

〔解答〕

(a) 2　(b) 2　(c) 4　(d) 3

(e) 2　(f) 4　(g) 1　(h) 3

〔出題者が求めたポイント〕

(a)　第 2 文型の look が正解。look C で「〜に見える」。alike は「似ている」という意味の形容詞。

(b)　仮定法過去の文なので、would be が正解。

(c)　be likely to V「〜する可能性がある」。

(d)　make oneself at home「くつろぐ、気楽にする」。

(e)　All things considered「すべてのことを考慮すると」。Considering all things も同意。

(f)　Without 〜「〜がなければ、なかったならば」。But for も同意。

(g)　get rid of 〜「〜を取り除く」。take hold of 〜「〜をつかむ」。make fun of 〜「〜をからかう」。get out of 〜「〜から外に出る」。

(h)　As far as I am concerned「私に関する限り」。

〔問題文訳〕

(a)　外見は、私の兄弟はとてもよく似ている。

(b)　この地域は、もし化学工場がこれほど多くなければ、小学校を建てるのに適しているのだが。

(c)　異文化を経験するために若者を海外に派遣することは、彼らに大きな影響を与える可能性がある。

(d)　どうぞお座りになって、くつろいでください。

(e)　すべてのことを考慮すると、彼女はよくやったと思う。

(f)　プロジェクトに専念していなかったなら、彼女は自分の業績を改善することはできなかっただろう。

(g)　私はオフィスの虫を駆除しようとしたが、まだいるところにいる。

(h)　私に関する限り、パーティーがいつになるかは気にしない。

Ⅲ

〔解答〕

(a) 1　(b) 4　(c) 6　(d) 5

〔出題者が求めたポイント〕

(a)　ém-pire / ne-gléct / re-grét / pre-vént / pre-díct

(b)　póst-card / fóre-cast / áb-sence / ma-ríne / fór-ward

(c)　bár-ri-er / més-sen-ger / éd-u-cate / é-qual-ly / át-mo-sphere /

(d)　ap-pár-ent-ly / al-tér-na-tive / im-mé-di-ate / au-thór-i-ty / dés-per-ate-ly

Ⅳ

〔解答〕

A. (a) 1　(b) 4　(c) 6　(d) 5

        (e) 3   (f) 7
B. (a) 6   (b) 2   (c) 7   (d) 5
   (e) 1   (f) 4
C. (a) 5   (b) 4   (c) 1   (d) 2
   (e) 7   (f) 6

〔出題者が求めたポイント〕

正解の英文

A. The dictionary was (not where) he (said it would be). （不要語：in）

B. It is (easier to make) plans than it is to (carry them out). （不要語：do）

C. Please (keep me informed) of (whatever happens while) I'm away on my business trip. （不要語：tell）

数 学

解答

4年度

Ⅰ

〔解答〕

(1)	(2)	(3)	(4)
$-\dfrac{\sqrt{3}}{2}$	$\dfrac{2\sqrt{5}}{5}$	12	4

〔出題者が求めたポイント〕

(i) 三角関数

　加法定理を利用すると sin と cos の角の部分が同じで
ある1次の和の形になるので合成する。

(ii) 平面ベクトル

　$\overrightarrow{OP}$ と $\overrightarrow{AB}$ をそれぞれ成分で表して垂直→内積が0を
利用する。

(iii) 指数関数

　底を10とする対数（常用対数）にする。

(iv) 整数

　$a=7k+5,\ b=7\ell+4(k,\ \ell$ は整数) としてもよいが，
合同式を使う方が計算が楽になる。

〔解答のプロセス〕

(i) $y=\sin\theta+\cos\left(\theta+\dfrac{\pi}{6}\right)$

$=\sin\theta+\dfrac{\sqrt{3}}{2}\cos\theta-\dfrac{1}{2}\sin\theta$

$=\dfrac{1}{2}\sin\theta+\dfrac{\sqrt{3}}{2}\cos\theta$

$=\sin\left(\theta+\dfrac{\pi}{3}\right)$

である。

$0\leqq\theta\leqq\pi$ のとき

$\dfrac{\pi}{3}\leqq\theta+\dfrac{\pi}{3}\leqq\dfrac{4}{3}\pi$

であるから，

$-\dfrac{\sqrt{3}}{2}\leqq\sin\left(\theta+\dfrac{\pi}{3}\right)\leqq1$

よって，求める最小値は $\theta=\pi$ のとき $\boxed{-\dfrac{\sqrt{3}}{2}}$

(ii) $\overrightarrow{OP}=\dfrac{2\overrightarrow{OA}+\overrightarrow{OB}}{3}$

$=\dfrac{1}{3}\left\{2\begin{pmatrix}2\\t\end{pmatrix}+\begin{pmatrix}-2\\3t\end{pmatrix}\right\}$

$=\dfrac{1}{3}\begin{pmatrix}2\\5t\end{pmatrix}$

$\overrightarrow{AB}=\begin{pmatrix}-2\\3t\end{pmatrix}-\begin{pmatrix}2\\t\end{pmatrix}=\begin{pmatrix}-4\\2t\end{pmatrix}$

$\overrightarrow{OP}\perp\overrightarrow{AB}$ となる t は $\overrightarrow{OP}\cdot\overrightarrow{AB}=0$ つまり

$\dfrac{1}{3}(2\times(-4)+5t\times2t)=0$ の解である。

$10t^2=8$ より $t^2=\dfrac{4}{5}$

$t>0$ により $t=\dfrac{2}{\sqrt{5}}=\boxed{\dfrac{2\sqrt{5}}{5}}$

(iii) $\left(\dfrac{1}{2}\right)^n>0$ より

$\left(\dfrac{1}{2}\right)^n<0.0003$ の両辺に常用対数をとると

$\log_{10}\left(\dfrac{1}{2}\right)^n<\log_{10}0.0003\left(=\log_{10}\dfrac{3}{10000}\right)$

$n\log_{10}2^{-1}<\log_{10}3-\log_{10}10^4$

$-n\log_{10}2<\log_{10}3-4$

$\log_{10}2=0.3010,\ \log_{10}3=0.4771$ を用いて

$0.3010\times n>3.5229$

$n>11.70\cdots$

最小の自然数 n は　$n=\boxed{12}$

(iv) 合同式の部分は法を7とする。

$a\equiv5,\ b\equiv4$ により

$a^2\equiv5^2=25\equiv4$ なので

$2a^2b\equiv2\cdot4\cdot4=32\equiv4$　よって，求める余りは $\boxed{4}$

Ⅱ

〔解答〕

(i) $6-4\sqrt{2}\leqq q\leqq6+4\sqrt{2}$　(ii) $p\leqq-4$

〔出題者が求めたポイント〕

数Ⅱの微分

(i) C と ℓ の共有点の x 座標を求める方程式において，
文字定数 q を分離し，グラフを利用する。

(ii) (i)と同様に q を分離する。共有点が1個となるのは
実数解の個数が1個の場合なので，3次関数のグラフ
がどのような形状になればよいか考える。

〔解答のプロセス〕

(i) $p=2$ のとき ℓ は $y=2x+q$ であり，ℓ 上の点の x
座標が実数のとき，y 座標は必ず実数となるので，
C と ℓ の共有点の x 座標は

$x^3+3x^2-x+1=2x+q$

つまり，$x^3+3x^2-3x+1=q$　…① の実数解である。
よって

C と ℓ が2個以上の共有点をもつ

$\Leftrightarrow$ ①が異なる実数解を2個以上もつ　…（＊）

（①の左辺）$=x^3+3x^2-3x+1=f(x)$ として，
$y=f(x)$ のグラフを描く。

$f'(x)=3x^2+6x-3$

$=3(x^2+2x-1)$ であるので

$f'(x)=0$ の解は　$x=-1\pm\sqrt{2}$

$f(x)$ を x^2+2x-1 で割ることにより $f(x)$ は，

$f(x)=(x^2+2x-1)(x+1)-4x+2$ と変形できるから

$f(-1\pm\sqrt{2})=-4(-1\pm\sqrt{2})+2=6\mp4\sqrt{2}$

よって，$f(x)$ の増減は次のようになる。

x	$\cdots$	$-1-\sqrt{2}$	$\cdots$	$-1+\sqrt{2}$	$\cdots$
$f'(x)$	$+$	0	$-$	0	$+$
$f(x)$	$\nearrow$	極大 $6+4\sqrt{2}$	$\searrow$	極小 $6-4\sqrt{2}$	$\nearrow$

また，曲線 $y=f(x)$ は次図のようになる。

（＊）となるのは，直線 $y=q$ が曲線 $y=f(x)$ と 2 個以上の共有点をもつときだから，求める q の値の範囲は $\boxed{6-4\sqrt{2}\leqq q\leqq 6+4\sqrt{2}}$ である。

(ii)　C と ℓ の共有点の x 座標は
$$x^3+3x^2-x+1=px+q$$
つまり，$x^3+3x^2-(1+p)x+1=q$　…②の実数解である。したがって，

どのような q の値に対しても，C と ℓ の共有点が 1 個
$\Leftrightarrow$任意の実数 q に対して，②が実数解を 1 個だけもつ
$$\cdots(\bigstar)$$

（②の左辺）$=x^3+3x^2-(1+p)x+1=g(x)$ とすると，
（$\bigstar$）となるのは，曲線 $y=g(x)$ と直線 $y=q$ が任意の実数 q に対して，常に共有点がただ 1 つのときである。
これは，$y=g(x)$ がすべての実数 x に対して単調な関数となるときであるから，
$g'(x)=3x^2+6x-(1+p)$ により
$g'(x)=0$ の判別式 $D\leqq 0$

つまり，$\dfrac{D}{4}=3^2+3(1+p)\leqq 0$

$\therefore$　$\boxed{p\leqq -4}$

これが求める p の値の範囲である。

化 学

解 答　　4年度

❶
〔解答〕

問1　ア　(2)　　イ　(6)　　ウ　(9)

問2　(2)　　問3　8.5kg

問4　(i) NH_4^+：(15)　　NO_3^-：(23)

　　(ii) $2NH_4^+ + 4O_2 \longrightarrow 2NO_3^- + 2H_2O + 4H^+$

〔出題者が求めたポイント〕

窒素とその化合物，塩の水溶液，化学反応式の量的関係，酸化数

〔解答のプロセス〕

問1　ウ　土壌中に存在するアンモニウム塩は亜硝酸菌や硝酸菌によって酸化され，硝酸塩に変えられる。また問4(ii)に $NH_4^+ \longrightarrow NO_3^-$ へ変化するとあるので酸化数は $-3 \longrightarrow +5$ へ変化しており，酸化されることがわかる。

問2　NH_4NO_3 は強酸の HNO_3 と弱塩基の NH_3 からできた正塩なので水溶液は弱酸性を示す。

問3　問題文より化学反応式は次のように表される。

　　$2NH_3 + CO_2 \longrightarrow CO(NH_2)_2 + H_2O$

アンモニア（モル質量 17.0g/mol）と尿素（モル質量 60.0g/mol）は 2：1 で反応するので，必要なアンモニアの質量を x〔g〕とおくと，

$$\frac{x}{17.0} : \frac{15.0 \times 10^3}{60.0} = 2 : 1$$

$$x = 8.5 \times 10^3 g$$

問4(ii)

亜硝酸菌によって NH_4^+ から NO_2^- を生じる反応

　　$2NH_4^+ + 3O_2 \longrightarrow 2NO_2^- + 2H_2O + 4H^+$

硝酸菌によって亜硝酸イオンから硝酸イオンを生じる反応

　　$2NO_2^- + O_2 \longrightarrow 2NO_3^-$

これらを加えて

　　$2NH_4^+ + 4O_2 \longrightarrow 2NO_3^- + 2H_2O + 4H^+$

❷
〔解答〕

問1　ア　(3)　　イ　(6)

問2　142kJ　　問3　(4)　　問4　(5)

〔出題者が求めたポイント〕

エタノールの製法，ヘスの法則，触媒，化学反応式の量的関係

〔解答のプロセス〕

問1　アルコール発酵

　　$C_6H_{12}O_6 \longrightarrow 2C_2H_5OH + 2CO_2$

工業的には，リン酸を触媒としてエチレンに水を付加させてつくる。

　　$CH_2 = CH_2 + H_2O \longrightarrow C_2H_5OH$

問2　アルコール発酵の反応熱を Q〔kJ〕とおく。

　　$C_6H_{12}O_6(固) = 2C_2H_5OH(液) + 2CO_2(気) + Q$

反応熱 =（生成物の生成熱の和）−（反応物の生成熱の和）より，

　　$Q = (278 \times 2 + 394 \times 2) - 1273 = 71kJ$

これは 2mol のエタノールが生成する際の反応熱なので，4mol の反応熱は，

　　$2 \times 71 = 142kJ$

問3　触媒を用いると，活性化エネルギーがより小さい反応経路で反応が進行する。すると，活性化状態に達しやすくなるので，反応速度は大きくなる。

問4　$CH_2 = CH_2 + H_2O \longrightarrow C_2H_5OH$

エチレン（モル質量 28.0g/mol）とエタノール（モル質量 46.0g/mol）は 1：1 で反応するので，生成するエタノールの質量を x〔g〕とおくと，

$$\frac{1.40 \times 10^3}{28.0} : \frac{x}{46.0} = 1 : 1$$

$$x = 2.30 \times 10^3 g$$

❸
〔解答〕

問1　ア　(11)　　イ　(16)　　ウ　(18)

　　エ　(19)

問2　(i) 878　　(ii) 6　　(iii) 174

問3　$(R\text{-}COO)_2Ca$

〔出題者が求めたポイント〕

油脂，セッケン，ヨウ素価，化学反応式の量的関係

〔解答のプロセス〕

問1　ア

R¹COOH　　CH₂OH　　　　　　　　　R¹COOCH₂
R²COOH + CHOH　——エステル化——→　R²COOCH + 3H₂O
R³COOH　　CH₂OH　　　　　　　　　R³COOCH₂
高級脂肪酸　グリセリン　　　　　　　　油脂
　　　　　（1,2,3-プロパントリオール）

　イ　脂肪油に，ニッケルを触媒として水素を付加すると，不飽和脂肪酸の一部が飽和脂肪酸に変わり，固化する。こうしてできた油脂を硬化油という。植物性油脂からつくった硬化油はマーガリンの原料となる。

　ウ

R¹COOCH₂　　　　　　　　　R¹COONa　　CH₂OH
R²COOCH + 3NaOH ——けん化——→ R²COONa + CHOH
R³COOCH₂　　　　　　　　　R³COONa　　CH₂OH
　油脂　　　　　　　　　　　セッケン　　グリセリン

問2(i)　リノール酸 $C_{17}H_{31}COOH$ の分子量は 280.0，グリセリンの分子量は 92.0 である。エステル化の際に H_2O（分子量 18.0）分をひくことに注意する。

　　$280.0 \times 3 + 92.0 - (18.0 \times 3) = 878.0$

(ii)　リノール酸の C=C は 2 つあるので油脂中には 6
つの C=C が存在する。

(iii)　(ii)より油脂 1 mol につき，I_2 は 6 mol 付加するので，
必要な I_2 の質量を x〔g〕とすると，

$$\frac{100}{878.0} : \frac{x}{254.0} = 1 : 6$$

$$x = 173.6 \, \text{g}$$

受 験 学 部 学科コード	受験番号	氏 名 (漢字)

（89） A 　英　語　　　　2022 年 度 （解答用紙）

(注) 解答欄の黒枠内の左上部にある小さな数字は、
解答には全く関係ありません。

〔Ⅰ〕

(A)	(B)	(C)	(D)	(E)	(F)
22	23	24	25	26	27

〔Ⅱ〕

(a)	(b)	(c)	(d)	(e)	(f)	(g)	(h)
28	29	30	31	32	33	34	35

〔Ⅲ〕

(a)	(b)	(c)	(d)
36	37	38	39

〔Ⅳ〕

	(a)	(b)	(c)	(d)	(e)	(f)
A	40	41	42	43	44	45
B	46	47	48	49	50	51
C	52	53	54	55	56	57

この解答用紙は 153％に拡大すると、ほぼ実物大になります。

�91   C   数   学

２０２２年度 （解答用紙）

[**I**]

(i) （1）_____   (ii) （2）_____

(iii) （3）_____   (iv) （4）_____

[**II**]

(i)   (ii)

答 _____   答 _____

この解答用紙は 163％に拡大すると、ほぼ実物大になります

受験学部学科コード		受験番号		氏名	
				（漢字）	

942 Q 化 学 （薬学部） ２０２２年度 （解答用紙）

欠 席 欄（受験生は記入しないこと）
21

（注）解答欄の黒枠内の左上部にある小さな数字は、
解答には全く関係ありません。

1

問1

ア	イ	ウ
22	23	24

問2
25

問3
	kg

問4

i		ii
NH_4^+	NO_3^-	
26 27	28 29	$\longrightarrow$

点 数	
30	31

2

問1

ア	イ
32	33

問2
	kJ

問3
34

問4
35

点 数	
36	37

3

問1

ア	イ	ウ	エ
38 39	40 41	42 43	44 45

問2

i	ii	iii

問3

点 数	
46	47

この解答用紙は163％に拡大すると、ほぼ実物大になります。

令和3年度

問　題　と　解　答

英　語

問題

(2科目　60分)

3年度

〔Ⅰ〕　次の英文の空所（　　A　　）〜（　　F　　）を埋めるのに最も適切なものを下
の1〜9の中から選び，その番号を記入せよ。

As you may know, hot air rises. So why is it so cold at the top of a mountain? Well, it helps if you imagine the ground here on Earth as a big heater. It keeps us warm, and if you move away from the heater you feel cold. So what "heats up" the heater? The light and warmth from the Sun. Scientists call this light and warmth "radiation".

The light and warmth from the Sun travel through space towards Earth and pass through our atmosphere. But the atmosphere （　　A　　） at holding onto the warmth from the Sun. The heat just slips straight through it. Eventually, the heat from the Sun hits the ground and the ground soaks it up. This especially happens （　　B　　）, which are very good at absorbing heat. Other places, like snow fields, are more likely to reflect the radiation — meaning it bounces back towards the Sun instead of being soaked up by the ground.

The higher up you go, the further you are away from the "heater" that （　　C　　） — the ground that has absorbed the warmth from the Sun. At the top of mountains, it can get so cold people could die within minutes （　　D　　）. That's because the air up there is just really bad at "holding onto" the radiation coming from the Sun, and the warmth passes straight through it on its journey towards the ground.

And all the way up （　　E　　）, there is a lot more radiation from the Sun, and astronauts wear special suits to protect themselves from it. But there's also no air in space, which means there's really nothing much at all to "hold onto" the warmth of the Sun and make the temperature around you feel warm. So if you were unlucky enough to be caught in space without a suit, you （　　F　　） to death before the Sun's radiation would get you.

注　radiation　（太陽光の）放射

　　soak up　吸収する

　　bounce　跳ね返る

［出典："Curious Kids: Why Is Air Colder the Higher up You Go?" 2019.　https://education.abc.net.au/newsandarticles/blog/-/b/3285002/curious-kids-why-is-air-colder-the-higher-up-you-go-?sf217379105=1 に基づく］

1．is changing

2．would freeze

3．without special protection

4．in the light

5．isn't very good

6．is keeping us all warm

7．would heat up

8．in space

9．in forests and oceans

〔**Ⅱ**〕　次の(a)～(h)の各文の空欄に入れるのに最も適切な語(句)を 1 ～ 4 の中から
一つずつ選び，その番号を記入せよ。

(a)　There seems to be much (　　　　) for improvement in our current
project.

　　　1．area　　　　2．place　　　　3．room　　　　4．zone

(b)　We hired a boat (　　　　).

　　　1．by hours　　2．by hour　　3．by an hour　　4．by the hour

(c)　Kathy is extremely (　　　) her fashion.

　　　1．severe to　　　　　　2．particular about

　　　3．strong with　　　　　4．strict for

(d)　Ichiro is (　　　) baseball player in his team.

　　　1．by far the best　　　2．far the best

　　　3．the much best　　　　4．very the best

(e)　You (　　　) surprised to find me in such an expensive restaurant
the other evening.

　　　1．can have been　　　2．would be

　　　3．should be　　　　　4．must have been

(f)　Mary called John (　　　) Sunday morning.

　　　1．on　　　　2．at　　　　3．in　　　　4．with

(g)　She wrote it down (　　　) that she would forget it.

　　　1．unless　　　　　　2．so as not to

　　　3．for fear　　　　　4．on conditions

(h) If I read *Hamlet* once more, I (　　　　) it three times.

　　1．had read　　　　　　2．will be read

　　3．will have read　　　　4．will have been reading

〔Ⅲ〕 次の(a)〜(d)において，下線部の発音が見出し語と同じものを 1 〜 4 の中から一つ選び，その番号を記入せよ。

(a) believe
1. trial　　2. pity　　3. legal　　4. weather

(b) bury
1. put　　2. wish　　3. human　　4. threat

(c) increase
1. rose　　2. loose　　3. sugar　　4. treasure

(d) headache
1. peach　　2. watch　　3. scholarship　　4. chew

〔Ⅳ〕 次の日本文の意味を伝えるように英文の（ a ）〜（ f ）の空欄に
1〜7の語(句)を入れ，その番号を記入せよ。なお，使わない語(句)が各問に
一つずつある。

A．お互いを知り合うために，このチャンスをできるだけ活かしなさい。

Please make （ a ）（ b ）（ c ） this chance to
（ d ）（ e ）（ f ） each other.

1．to　　　　2．the　　　　3．know　　　　4．of

5．most　　　6．possible　　7．get

B．事故にあって初めて，彼女は自転車に乗るとき自分がいかに軽率だったか
に気付いた。

（ a ）（ b ）（ c ）（ d ） she realize （ e ）
（ f ） she was when she rode a bicycle.

1．after　　　2．first　　　3．careless　　4．the accident

5．how　　　6．only　　　7．did

C．料理に関しては，姉より私の方がかなりうまい。

（ a ）（ b ）（ c ）（ d ） cooking, I'm （ e ）
（ f ） than my sister.

1．better　　2．comes　　3．very　　　4．to

5．it　　　　6．when　　　7．much

数　学

問題

（2科目　60分）

3年度

[I] 次の　　　　をうめよ。答は解答用紙の該当欄に記入せよ。

(i) 0から9までの10種類の数字のいずれかを使って表される3桁の整数をつくるとき，使われた数字がちょうど2種類だけであるものは （1） 個ある。

(ii) 3つの数 $\frac{4}{3}$，$\log_2 5$，$\log_5 7$ を小さい順に不等式で $a < b < c$ と書いたとき，$(a, b, c) =$ （2） である。

(iii) r を実数とする。△ABC と点 P に対して，等式 $\overrightarrow{AP} + 2\overrightarrow{BP} + 3\overrightarrow{CP} = r\overrightarrow{AB}$ が成り立つ。点 P が △ABC の内部または周にあるとき，r の値の範囲は （3） である。

(iv) 曲線 $y = x^2 - 2x$ $(0 \leqq x \leqq 3)$ 上の点 P から直線 $y = x$ に下ろした垂線との交点を H とする。線分 PH の長さが最大になるときの点 P の座標 (a, b) を求めると，$(a, b) =$ （4） である。

[II]　(記述問題)

放物線 $C: y = x^2 + 6$ 上の異なる2点 $P(a, a^2 + 6)$，$Q(b, b^2 + 6)$ $(a < b)$ における接線をそれぞれ ℓ_1，ℓ_2 とし，その交点を R とする。このとき，次の問に答えよ。

(i) 点 R の座標を a と b を用いて表せ。

(ii) 直線 ℓ_1 と ℓ_2，および放物線 C で囲まれた図形の面積が18となるように a と b を動かすとき，点 R の軌跡の方程式を求めよ。

英　語

解答　3年度

I

〔解答〕

(A) 5　(B) 9　(C) 6

(D) 3　(E) 8　(F) 2

〔出題者が求めたポイント〕

選択肢訳

1．変化している

2．凍えるだろう

3．特別な保護がなければ

4．光の中で

5．あまり上手くない

6．私たち全てを暖かく保ってくれる

7．熱くなるだろう

8．宇宙空間では

9．森林や海で

〔全訳〕

　ご存知の通り、熱い空気は上昇する。ではなぜ山頂はこんなに寒いのか。地球の地面を大きなヒーターだと想像してみると分かりやすい。ヒーターは私たちを暖かく保ってくれ、ヒーターから離れると寒く感じる。では、何がヒーターを「暖める」のか。それは太陽の光と暖かさだ。科学者たちはこの光と暖かさを「放射」と呼んでいる。

　太陽からの光と暖かさは、宇宙空間を通って地球に向かい、大気を通過する。しかし、大気は太陽の暖かさを保つのが(A)あまり上手くない。熱は単にそこを通過するだけなのだ。最終的に、太陽からの熱は地面に当たり、地面が熱を吸収する。これは特に(B)森林や海で起こる。というのも、こうした場所は熱を吸収するのがとても上手だからだ。雪原などの他の場所では、放射は反射される可能性が高くなる。つまり、放射は地面に吸収されるのではなく、太陽に向かって跳ね返えされるのだ。

　高く登れば登るほど、(C)私たち全てを暖かく保ってくれる「ヒーター」——太陽からの熱を吸収した大地——から遠ざかることになる。山頂では、(D)特別な保護がなければ数分で死ぬほど寒さが厳しくなる。なぜなら、山頂の空気は、太陽から来る放射を「保持しておく」のが本当に下手で、暖かさは地面に向かって真っすぐ通り抜けるからだ。

　はるか上空の(E)宇宙空間では、太陽からの放射がとても多いので、宇宙飛行士は特別な宇宙服を着て太陽から身を守る。しかし、宇宙空間には空気が存在しないため、太陽の暖かさを「保持し」、周囲の温度を暖かくする機能はまったくない、ということになる。なので、もし運悪く宇宙服を着ていない状態で宇宙に留まることになったら、太陽の放射があなたを捕らえる前に、あなたは(F)凍ごえて死ぬことになるだろう。

II

〔解答〕

(a) 3　(b) 4　(c) 2　(d) 1

(e) 4　(f) 1　(g) 3　(h) 3

〔出題者が求めたポイント〕

(a) 選択肢の中で、「余地」の意味になるのは、room だけ。

(b) by the hour で「時間単位で」。

(c) be particular about「～について（好みが）うるさい」。

(d) 最上級を強調する副詞は、by far と very の２つだが、very は the very best の語順となる。

(e) must have been surprised で「驚いたに違いない」。

(f) 「特定の日の朝」なので、前置詞は on になる。

(g) for fear that ～「～するといけないので」。

(h) 未来の一時点（ハムレットをもう一度読んだ時点）における経験を表すので、未来完了形になる。

〔問題文訳〕

(a) 私たちの現在のプロジェクトには改善の余地がたくさんあるようだ。

(b) 私たちは時間単位でボートを借りた。

(c) キャシーはファッションに非常にうるさい。

(d) イチローはチームの中で群を抜いて最高の野球選手だ。

(e) この前の晩、あんなに高いレストランに私がいたのを見て、あなたは驚いたに違いない。

(f) メアリーは日曜日の朝ジョンに電話した。

(g) 忘れるといけないので、彼女はそれを書き留めた。

(h) ハムレットをもう1度読めば、私は3回読んだことになります。

III

〔解答〕

(a) 3　(b) 4　(c) 2　(d) 3

〔出題者が求めたポイント〕

(a) bel**ie**ve[i:] / tr**i**al[aiə] / p**i**ty[i] / l**e**gal[i:] / w**ea**ther[e]

(b) b**u**ry[e] / p**u**t[u] / w**i**sh[i] / h**u**man[ju:] / thr**ea**t[e]

(c) increa**s**e[s] / ro**s**e[z] / loo**s**e[s] / **s**ugar[ʃ] / trea**s**ure[ʒ]

(d) heada**ch**e[k] / pea**ch**[tʃ] / wat**ch**[tʃ] / **sch**olarship[k] / **ch**ew[tʃ]

IV

〔解答〕

A. (a) 2　(b) 5　(c) 4　(d) 7

　　(e) 1　(f) 3

B. (a) 6　(b) 1　(c) 4　(d) 7

    (e)　5　　(f)　3

C．(a)　6　　(b)　5　　(c)　2　　(d)　4

    (e)　7　　(f)　1

〔出題者が求めたポイント〕

正解の英文

A．Please make (the most of) this chance to (get to know) each other.（不要語：possible）

B．(Only after the accident did) she realize (how careless) she was when ～ .（不要語：first）

C．(When it comes to) cooking, I'm (much better) than my sister.（不要語：very）

数　学

解答　　3年度

推　薦

Ⅰ

〔解答〕

(i)(1)　243　　(ii)(2)　$\log_5 7 < \dfrac{4}{3} < \log_2 5$

(iii)(3)　$-2 \le r \le 1$　　(iv)(4)　$\left(\dfrac{3}{2},\ -\dfrac{3}{4}\right)$

〔出題者が求めたポイント〕

(i)　場合の数

1～9 の中から 2 つ選ぶ（$_9C_2$ 通り）と、3 桁の整数は 2^3 通りできるが、そのうち 2 つは 1 つの文字のみになるので、2^3-2 が選んだ 2 種類の数字を使う。0 を含むのは、残り 1（a）を選んで、$a00,\ a0a,\ aa0$ の 3 通り。

(ii)　対数関数

$\log_2 5 = x$, $\log_5 7 = y$ とおく。

$(2^x)^3$ と $\left(2^{\frac{4}{3}}\right)^3$, $(5^y)^3$ と $\left(5^{\frac{4}{3}}\right)^3$ を比べてみる。

(iii)　平面ベクトル

$\overrightarrow{AP} = s\overrightarrow{AB} + t\overrightarrow{AC}$ で表わされるとき、

点 P が三角形 ABC の内部または周となるのは、

$s \ge 0, t \ge 0, s+t \le 1$

(iv)　平面図形、微分法

$P(t,\ t^2-2t)$ とする。

$y=x$ と垂直な直線の傾きは -1

傾き m で点 $(x_0,\ y_0)$ を通る直線の方程式は、

$y = m(x-x_0) + y_0$

点 H の座標を求めて、PH^2 を求める。

PH^2 を t で微分し増減表を作り、最大となるときの t を求め、P の座標を求める。

〔解答のプロセス〕

(i)　1～9 から 2 つ数字を選ぶ $_9C_2 = 36$

2 つの数字を使って 3 桁の整数をつくる。2^3-2

よって、$36 \times (8-2) = 216$

0 と 1～9 から 1 つの数字（a）を選ぶ $_9C_1 = 9$

2 つの数字を使うと 3 桁の整数は

$a00,\ a0a,\ aa0$　の 3 通り。

よって、$9 \times 3 = 27$

従って、$216 + 27 = 243$（通り）

(ii)　$\log_2 5 = x$, $\log_5 7 = y$ とする。

$2^x = 5$ より　$(2^x)^3 = 5^3 = 125$

$\left(2^{\frac{4}{3}}\right)^3 = 2^4 = 16$　よって、$\dfrac{4}{3} < x$　　…①

$5^y = 7$ より　$(5^y)^3 = 7^3 = 343$

$\left(5^{\frac{4}{3}}\right)^3 = 5^4 = 625$　よって、$y < \dfrac{4}{3}$　　…②

①、② より　$\log_5 7 < \dfrac{4}{3} < \log_2 5$

(iii)　$\overrightarrow{AP} + 2(\overrightarrow{AP} - \overrightarrow{AB}) + 3(\overrightarrow{AP} - \overrightarrow{AC}) = r\overrightarrow{AB}$

$\overrightarrow{AP} = \dfrac{2+r}{6}\overrightarrow{AB} + \dfrac{1}{2}\overrightarrow{AC}$

$\dfrac{2+r}{6} \ge 0$　より　$r \ge -2$　　…①

$\dfrac{2+r}{6} + \dfrac{1}{2} \le 1$　より　$r \le 1$　　…②

①、② より　$-2 \le r \le 1$

(iv)　$P(t,\ t^2-2t)$ とする。$a=t,\ b=t^2-2t$

直線 PH の傾きは、$y=x$ と垂直なので、-1。

直線 PH の方程式は、

$y = -1(x-t) + t^2-2t = -x + t^2 - t$

H の座標 $(x,\ y)$ は、

$x = -x + t^2 - t$　より　$x = \dfrac{t^2-t}{2}$, $y = \dfrac{t^2-t}{2}$

$H\left(\dfrac{t^2-t}{2},\ \dfrac{t^2-t}{2}\right)$

$PH^2 = z$ とする。

$z = \left(\dfrac{t^2-t}{2} - t\right)^2 + \left(\dfrac{t^2-t}{2} - t^2 + 2t\right)^2$

$= \dfrac{1}{4}\{(t^2-3t)^2 + (-t^2+3t)^2\}$

$= \dfrac{1}{2}(t^4 - 6t^3 + 9t^2)$

$\dfrac{dz}{dt} = \dfrac{1}{2}(4t^3 - 18t^2 + 18t) = t(2t^2 - 9t + 9)$

$= t(2t-3)(t-3)$

t	0	$\cdots$	$\dfrac{3}{2}$	$\cdots$	3
$\dfrac{dz}{dt}$	0	$+$	0	$-$	0
z		$\nearrow$		$\searrow$	

$t = \dfrac{3}{2}$ のとき、最大となる。$a = \dfrac{3}{2}$

$b = \left(\dfrac{3}{2}\right)^2 - 2\left(\dfrac{3}{2}\right) = \dfrac{9}{4} - 3 = -\dfrac{3}{4}$

$(a,\ b) = \left(\dfrac{3}{2},\ -\dfrac{3}{4}\right)$

Ⅱ

〔解答〕

(i)　$R\left(\dfrac{a+b}{2},\ ab+6\right)$　　(ii)　$y = x^2 - 3$

〔出題者が求めたポイント〕

微分積分

(i)　$y=f(x)$ の上の点 $(t,\ f(t))$ における接線の方程式は、

$y = f'(t)(x-t) + f(t)$

2 つの接線の方程式を連立させて交点 R を求める。

(ii) R の x 座標を c とすると,

$$\int_a^c (y - l_1 \text{ の } y) dx + \int_c^b (y - l_2 \text{ の } y) dx = 18$$

として a と b の関係式を求める。

〔解答のプロセス〕

(i) $c : y' = 2x$

$\quad l_1 : y = 2a(x - a) + a^2 + 6 \quad$ より

$\qquad y = 2ax - a^2 + 6$

$\quad l_2 : y = 2b(x - b) + b^2 + 6 \quad$ より

$\qquad y = 2bx - b^2 + 6$

$\quad 2ax - a^2 + 6 = 2bx - b^2 + 6$

$\quad 2(b - a)x = b^2 - a^2, \ a \neq b \ \text{より}, \ x = \dfrac{b + a}{2}$

$\quad y = 2a \dfrac{b + a}{2} - a^2 + 6 = ab + 6$

$\quad \mathrm{R}\left(\dfrac{a + b}{2}, \ ab + 6\right)$

(ii) 直線 l_1 と l_2, および放物線 C で囲まれた面積を S とする。

$$S = \int_a^{\frac{a+b}{2}} (x^2 + 6 - 2ax + a^2 - 6) dx$$

$$\quad + \int_{\frac{a+b}{2}}^b (x^2 + 6 - 2bx + b^2 - 6) dx$$

$$= \int_a^{\frac{a+b}{2}} (x^2 - 2ax + a^2) dx + \int_{\frac{a+b}{2}}^b (x^2 - 2bx + b^2) dx$$

$$= \left[\frac{1}{3} x^3 - ax^2 + a^2 x \right]_a^{\frac{a+b}{2}}$$

$$\qquad + \left[\frac{1}{3} x^3 - bx^2 + b^2 x \right]_{\frac{a+b}{2}}^b$$

$$= \left\{ \frac{(a+b)^3}{24} - a\left(\frac{a+b}{2}\right)^2 + a^2\left(\frac{a+b}{2}\right) \right\}$$

$$\quad - \left(\frac{1}{3} a^3 - a^3 + a^3 \right) + \left(\frac{1}{3} b^3 - b^3 + b^3 \right)$$

$$\quad - \left\{ \frac{(a+b)^3}{24} - b\left(\frac{a+b}{2}\right)^2 + b^2\left(\frac{a+b}{2}\right) \right\}$$

$$= \frac{1}{3}(b^3 - a^3) + (b - a)\left(\frac{a+b}{2}\right)^2 - (b^2 - a^2)\left(\frac{a+b}{2}\right)$$

$$= (b - a)$$

$$\left\{ \frac{1}{3} b^2 + \frac{1}{3} ab + \frac{1}{3} a^2 + \frac{1}{4} b^2 + \frac{2}{4} ab + \frac{1}{4} a^2 \right.$$

$$\left. \qquad - \frac{1}{2} b^2 - \frac{2}{2} ab - \frac{1}{2} a^2 \right\}$$

$$= (b - a)\left(\frac{1}{12} b^2 - \frac{1}{6} ab + \frac{1}{12} a^2 \right) = \frac{1}{12}(b - a)^3$$

よって, $\dfrac{1}{12}(b - a)^3 = 18$

$(b - a)^3 = 216 \quad$ よって, $b - a = 6$

従って, $b = a + 6$

$\mathrm{R}(\mathrm{X}, \mathrm{Y})$ として,

$$\begin{cases} \mathrm{X} = \dfrac{a + b}{2} = \dfrac{2a + 6}{2} = a + 3 \\ \mathrm{Y} = ab + 6 = a^2 + 6a + 6 = (a + 3)^2 - 3 \end{cases}$$

a を消去して, $\mathrm{Y} = \mathrm{X}^2 - 3$

よって, R の軌跡は, 放物線 $y = x^2 - 3$

受 験 学 部 学科コード	受験番号	氏 名 (漢字)

(89) A 英 語

2021 年度 （解答用紙）

(注) 解答欄の黒枠内の左上部にある小さな数字は、
解答には全く関係ありません。

〔Ⅰ〕

(A)	(B)	(C)	(D)	(E)	(F)
22	23	24	25	26	27

〔Ⅱ〕

(a)	(b)	(c)	(d)	(e)	(f)	(g)	(h)
28	29	30	31	32	33	34	35

〔Ⅲ〕

(a)	(b)	(c)	(d)
36	37	38	39

〔Ⅳ〕

	(a)	(b)	(c)	(d)	(e)	(f)
A	40	41	42	43	44	45
B	46	47	48	49	50	51
C	52	53	54	55	56	57

この解答用紙は 153％ に拡大すると、ほぼ実物大になります。

受験学部学科コード	受験番号		氏名 (漢字)

⑨① 　　C　数　学　　　2021 年度　（解答用紙）

[I]

(i)　(1) _____　　(ii)　(2) _____

点　数
22	23

(iii)　(3) _____　　(iv)　(4) _____

[II]

(i)　　　　　　　　　　　　　(ii)

点　数
24	25

答 _____　　　　答 _____

令和2年度

問 題 と 解 答

令和2年度

英　語

問題
（2科目　60分）

2年度

〔Ⅰ〕　次の英文の空欄（　A　）～（　F　）に入れるのに最も適当なものを下
の1～9の中から選び，その番号を記入せよ。

On January 15, 1929, a baby boy was born in the city of Atlanta, Georgia.
The doctors said he was perfect. His parents were so happy. They named
him Michael, the same name that his father had. But when little Michael
was five, his father decided （　A　） Martin. So now, the little boy
became Martin Luther King, Jr.

Young Martin had a very happy home life. He had an older sister
named Willie Christine. (Everyone called her Chris.) He also had a younger
brother named Alfred Daniel. The Kings lived in a large house on Auburn
Avenue in Atlanta. Their neighborhood was comfortable. No one
（　B　） very rich.

There was a lot of love in Martin's family. Martin never remembered
his parents arguing. Martin's mother, Alberta Williams King, was very
gentle and relaxed. Her father was a famous minister. After high school,
she went to college, （　C　） did in those days. Alberta had a warm
personality, and Martin always found it very easy to talk to her.

Martin's father was a large man in many ways. He weighed about 220
pounds and （　D　）. Martin Jr. admired his father very much. His
father's family was very poor and lived in a small, old house. They were
sharecroppers. A sharecropper is a farmer who does not own his own land.
Instead, he works on another farmer's land and gets some of the crop for
himself. Martin's father worked hard （　E　）. After college, he became
a minister of the Ebenezer Baptist Church in Atlanta.

The Ebenezer Baptist Church was like a second home to Martin. He
sang in the church choir. He went to Sunday school and made many friends.
It was there that （　F　） — kids as well as teachers.

注　choir　聖歌隊

〔出典：Bader, Bonnie (2008). *Who Was Martin Luther King, Jr.?* Grosset & Dunlap に基づく〕

1. allowed to become the owner of the land
2. Martin learned to get along with all kinds of people
3. gains knowledge of how people could live together in peace
4. was filled with self-confidence
5. was very poor or
6. which was very difficult for many black women
7. to change both of their names to
8. to graduate from his high school and college
9. which was something that not many black women

〔Ⅱ〕　次の(a)～(h)の空欄に入れるのに最も適当な語(句)を1～4の中から一つずつ
選び，その番号を記入せよ。

(a) 　(　　　　) to go into panic mode.

1．There is no use 　　　　　　　2．It is no point

3．There is no point in 　　　　　4．It doesn't help

(b) 　I would prefer that you (　　　　) that.

1．not mention 　　　　　　　　2．should mention not

3．didn't mention to 　　　　　　4．mention not

(c) 　At the risk of stating the obvious, feeling lonely isn't the same thing as
(　　　　).

1．alone 　　　　　　　　　　　2．being have alone

3．being alone 　　　　　　　　　4．be alone

(d) 　Anxiety about exams can be (　　　　) or worse than the exam itself.

1．as bad as 　　　2．bad 　　　3．as worse 　　　4．as bad like

(e) 　The greatest pleasure in life is doing (　　　　) you cannot do.

1．what do people say that 　　　2．what people say

3．things do people say 　　　　4．things do people say that

(f) 　(　　　　) is heavily polluted because of the factory.

1．The valley in that the town lies

2．The valley in which the town lies

3．The town in the valley lies

4．The valley where the town lies in

(g)　The monkey was seen （　　　　） over the fence after the accident.

　　　1．climb　　　2．climbed　　　3．climbing　　　4．to be climbed

(h)　（　　　　） that so much money was wasted on the project.

　　　1．It made me be angry finding　　　2．It made me to get angry to find

　　　3．Finding made me angry　　　　　4．It made me angry to find

〔Ⅲ〕　次の(a)～(d)において，下線部の発音が見出し語と同じものを1～4の中から一つずつ選び，その番号を記入せよ。

(a)　decline

    1．routine　　　2．cinema　　　3．define　　　4．marine

(b)　drag

    1．stage　　　2．wage　　　3．truck　　　4．tragedy

(c)　troop

    1．stroke　　　2．profile　　　3．improve　　　4．control

(d)　firm

    1．farm　　　2．term　　　3．harm　　　4．alarm

〔Ⅳ〕　次の日本文の意味を伝えるように英文の（　a　）〜（　f　）の空欄に
1〜7の語(句)を入れ，その番号を記入せよ。なお，使わない語(句)が各問に
一つずつある。

A．彼はうれしさのあまり有頂天になって，あいさつもせずに帰った。
　　He was （　a　）（　b　）（　c　）joy and left （　d　）
　（　e　）（　f　）.
　　1．himself　　　2．saying　　　3．beside　　　4．good-bye
　　5．without　　　6．upset　　　7．with

B．私は自分のもっとも興味のあることにのみ努力をする傾向がある。
　　I （　a　）（　b　）（　c　）efforts （　d　）（　e　）
　（　f　）interest me most.
　　1．concentrate　　2．that　　　3．the things　　4．tend to
　　5．on　　　6．my　　　7．for

C．児童福祉の促進に対する長年にわたる彼の貢献は，ユニセフによって認め
　られてきた。
　（　a　）（　b　）（　c　）the promotion of children's welfare
　（　d　）（　e　）（　f　）has been recognized by UNICEF.
　　1．over　　　2．many years　　3．to　　　4．his
　　5．contribution　　6．long　　　7．a period of

数　学

問題

（2科目　60分）

2年度

[I]　次の　□　をうめよ。答は解答用紙の該当欄に記入せよ。

(i) m を正の整数とする。整式 $P(x) = ax^{m+1} + bx^m + 2$ が $(x-1)(x-2)$ で割り切れるとき，a と b を m を用いて表すと $(a, b) = $ ┌─(1)─┐ である。

(ii) 連立不等式 $\log_3(k+2) < 3$，$3\log_k 2 + \log_2 k > 4$ をみたす整数 k の個数は ┌─(2)─┐ である。

(iii) 条件 $a_1 = \dfrac{2}{3}$，$a_{n+1} = \dfrac{4}{3}a_n + \dfrac{1}{3}$ $(n = 1, 2, \cdots)$ で定められる数列 $\{a_n\}$ の一般項は $a_n = $ ┌─(3)─┐ である。

(iv) $\dfrac{\pi}{4} < \theta < \dfrac{\pi}{2}$ とする。点 O を原点とする座標平面上の 3 点 A$(2\cos\theta, 2\sin\theta)$，B$(2\cos 2\theta, 2\sin 2\theta)$，C$(\cos\theta, \sin\theta)$ を頂点とする △ABC の面積が $\dfrac{\sqrt{5}}{3}$ のとき，△OAB の外接円の半径は ┌─(4)─┐ である。

[II]　(記述問題)

b を正の定数とする。曲線 $C_1 : y = x^3 - 2(b+1)x^2 + b(b+2)x$，放物線 $C_2 : y = x^2 - bx$ について，次の問に答えよ。

(i) 曲線 C_1 と放物線 C_2 のすべての共有点の座標を求めよ。

(ii) 曲線 C_1 と放物線 C_2 で囲まれた 2 つの部分の面積が等しいとき，b の値を求めよ。

英　語

解答　2年度

I

〔解答〕

(A)　7　　(B)　5　　(C)　9

(D)　4　　(E)　8　　(F)　2

〔出題者が求めたポイント〕

選択肢訳

1．その土地の所有者になることを許された

2．マーティンはあらゆる種類の人々とうまくやっていくことを学んだ

3．どうすれば人々が平和に共存できるかという知識を得る

4．自信に満ちていた

5．とても貧しかったか、あるいは

6．多くの黒人女性にとってとても困難だった

7．両方の名前を～に変更する

8．高校と大学を卒業する

9．それは多くない黒人女性が～ことだった

〔全訳〕

　1929年1月15日、ジョージア州アトランタ市でひとりの男の赤ちゃんが誕生した。医者は彼が五体満足だと語った。彼の両親はとても喜んだ。彼らはこの子を父親と同じ名前のマイケルと名づけた。しかし、マイケルが5歳のとき、父親は自分と子供の名前を、二人ともマーティンに変えることにした。そして、少年はマーティン・ルーサー・キング・ジュニアとなった。

　若きマーチンはとても幸せな家庭生活を送った。彼にはウィリー・クリスティンという姉がいた。（みんなは彼女をクリスと呼んだ）。弟にはアルフレッド・ダニエルがいた。キング一家はアトランタのオーバーン通りにある大きな家に住んでいた。彼らの近所は快適な場所だった。誰もひどく貧しくはなかったし、大金持ちでもなかった。

　マーティンの家族には多くの愛があった。マーティンは両親が言い争う記憶がまったくなかった。マーティンの母親アルバータ・ウィリアムズ・キングはとても優しく穏やかな人だった。彼女の父は有名な牧師だった。高校卒業後、彼女は大学に進学したが、当時そうする黒人女性は多くなかった。アルバータは暖かい性格だったし、マーティンはいつも彼女とは話しやすいと感じていた。

　マーティンの父親はいろいろな意味で大きな男だった。彼の体重は約220ポンドで、自信に満ちていた。マーティン・ジュニアは彼の父親をとても尊敬していた。彼の父親の家族はとても貧しく、小さな古い家に住んでいた。彼らは小作人だった。小作人とは自分の土地を所有していない農民のことだ。自分の土地を持つ代わりに、彼は他の農家の土地で働き、作物の一部を自分用にもらっていた。マーティンの父親は、高校と大学を卒業するために一生懸命働いた。大学卒業後、彼はアトランタのエベネザー・バプテスト教会の牧師になった。

　エベネザー・バプテスト教会は、マーティンの第二の故郷のようだった。彼は教会の聖歌隊で歌った。彼は日曜学校に通って多くの友人を作った。そこでマーティンは、教師だけでなく子どもたちなど、あらゆる種類の人々とうまくやっていくことを学んだ。

II

〔解答〕

(a)　4　　(b)　1　　(c)　3　　(d)　1

(e)　2　　(f)　2　　(g)　3　　(h)　4

〔出題者が求めたポイント〕

(a)　1．There is no use ～，2．It is no point ～，3．There is no point in ～は、～の部分が going…なら可。

(b)　would prefer の後ろが節の場合、動詞は原形（仮定法現在）が来る。

(c)　feeling lonely と比較されているので、同じく動名詞の being alone が正解。

(d)　as bad as と worse than が or で結ばれている。

(e)　what you cannot do に people say が挿入された「連鎖関係詞節」になっている。

(f)　前置詞の後ろに関係代名詞の that は来ないので、1．は不可。4．は in がなければ可。

(g)　They saw the monkey climbing ～の受動態。もしも選択肢に to climb があればそれも可。

(h)　It ～ to V の仮主語構文。「that ～を発見したことが私を怒らせた」が直訳。

〔問題文訳〕

(a)　パニックモードになっても仕方がない。

(b)　あなたにはそれを言わないでもらいたい。

(c)　当たり前のことを言うリスク覚悟で言うと、孤独を感じることはひとりでいることと同じではない。

(d)　試験への不安は、試験そのものと同じか、それ以上に深刻な場合がある。

(e)　人生の最大の喜びは、あなたにはできないと人が言うことを行うことだ。

(f)　その町がある渓谷は、工場のせいでひどく汚染されている。

(g)　その猿は、事故のあと柵を乗り越えていくのが見られた。

(h)　そのプロジェクトにそれほど多くの金が無駄に使われたのを知って私は腹が立った。

III

〔解答〕

(a)　3　　(b)　4　　(c)　3　　(d)　2

〔出題者が求めたポイント〕
(a) decl<u>i</u>ne［ai］/ rout<u>i</u>ne［iː］/ c<u>i</u>nema［i］/ def<u>i</u>ne［ai］/ mar<u>i</u>ne［iː］
(b) dr<u>a</u>g［æ］/ st<u>a</u>ge［ei］/ w<u>a</u>ge［ei］/ tr<u>u</u>ck［ʌ］/ tr<u>a</u>gedy［æ］
(c) tr<u>oo</u>p［uː］/ str<u>o</u>ke［ou］/ pr<u>o</u>file［ou］/ impr<u>o</u>ve［uː］/ contr<u>o</u>l［ou］
(d) f<u>ir</u>m［əː］/ f<u>ar</u>m［ɑː］/ t<u>er</u>m［əː］/ h<u>ar</u>m［ɑː］/ al<u>ar</u>m［ɑː］

Ⅳ
〔解答〕
A. (a) 3　(b) 1　(c) 7　(d) 5　(e) 2
(f) 4
B. (a) 4　(b) 1　(c) 6　(d) 5　(e) 3
(f) 2
C. (a) 4　(b) 5　(c) 3　(d) 1　(e) 7
(f) 2

〔出題者が求めたポイント〕
正解の英文
A. He was (beside himself with) joy and left (without saying good-bye).(不要語：upset)
B. I (tend to concentrate my) efforts (on the things that) interest me most.(不要語：for)
C. (His contribution to) the promotion of children's welfare (over a period of many years) has been recognized by UNICEF.(不要語：long)

数　学

解答　　　　2年度

I

〔解答〕

(i)(1)　$\left(2-\dfrac{1}{2^{m-1}},\ -4+\dfrac{1}{2^{m-1}}\right)$　　(ii)(2)　16

(iii)(3)　$\dfrac{5}{4}\left(\dfrac{4}{3}\right)^{n}-1$　(iv)(4)　$\dfrac{\sqrt{30}}{5}$

〔出題者が求めたポイント〕

(i)　因数定理

　　$P(x)$ が $x-k$ で割り切れるとき，$P(k)=0$

(ii)　対数関数

$$\log_{a}b=\frac{1}{\log_{b}a}$$

　$\log_{n}m<i$ のとき，$m<n^{i}$

　k が整数で，底となっているので，$k\geqq2$

(iii)　数列

　$a_{n+1}=pa_{n}+q$ のとき，$\alpha=p\alpha+q$ なる α を求めると，

　　$a_{n+1}-\alpha=p(a_{n}-\alpha)$

　　$a_{n}-\alpha=(a_{1}-\alpha)p^{n-1}$

(iv)　平面図形，三角関数

　$A(x_{1},\ y_{1})$，$B(x_{2},\ y_{2})$ のとき，

　　$AB=\sqrt{(x_{2}-x_{1})^{2}+(y_{2}-y_{1})^{2}}$

　　$\cos(\alpha-\beta)=\cos\alpha\cos\beta+\sin\alpha\sin\beta$

　△ABC の面積 : △OBC の面積 $=AC:OC$

　を使って，△OBA の面積を求める。

　△OBA の面積 $=\dfrac{1}{2}OA\cdot OB\sin\theta$

　より，$\sin\theta$，$\cos\theta$，AB を求める。

　△OAB の外接円の半径 R とすると正弦定理より，

$$R=\frac{AB}{2\sin\theta}$$

〔解答のプロセス〕

(i)　$P(x)=ax^{m+1}+bx^{m}+2$

　$P(1)=a+b+2$　より　$a+b+2=0$

　よって，$b=-(a+2)$

　$P(2)=2^{m+1}a+2^{m}b+2$　より

　　$2^{m+1}a+2^{m}b+2=0$

　　$2^{m+1}a-2^{m}a-2^{m+1}+2=0$

　　$2^{m}(2a-a)=2^{m+1}-2$

　　$a=2-\dfrac{1}{2^{m-1}}$，$b=-4+\dfrac{1}{2^{m-1}}$

　　$\left(2-\dfrac{1}{2^{m-1}},\ -4+\dfrac{1}{2^{m-1}}\right)$

(ii)　$\log_{k}2$，$\log_{2}k$ があり整数だから k は 2 以上の整数

　　である。$k\geqq2$　…①

　　　$\log_{3}(k+2)<3$　より　$k+2<3^{3}$

　　よって，$k<25$　…②

　　　$3\log_{k}2+\log_{2}k>4$

　　　$3\dfrac{1}{\log_{2}k}+\log_{2}k>4$　で

①より　$\log_{2}k\geqq1$ であるから，両辺にかける。

　　$(\log_{2}k)^{2}-4\log_{2}k+3>0$

　　$(\log_{2}k-1)(\log_{2}k-3)>0$

$\log_{2}k<1$，$3<\log_{2}k$　より

　　$k<2^{1}$，$k>2^{3}=8$　…③

①，②，③より　$8<k<25$

よって，k は最小が 9 で最大が 24

従って，個数は，$24-(9-1)=16$

(iii)　$\alpha=\dfrac{4}{3}\alpha+\dfrac{1}{3}$　とすると，$\alpha=-1$

　よって，$a_{n+1}+1=\dfrac{4}{3}(a_{n}+1)$，$a_{1}=\dfrac{2}{3}$

　　$a_{n}+1=\left(\dfrac{2}{3}+1\right)\left(\dfrac{4}{3}\right)^{n-1}$

　　$a_{n}=\dfrac{5}{3}\left(\dfrac{4}{3}\right)^{n-1}-1=\dfrac{5}{3}\dfrac{3}{4}\left(\dfrac{4}{3}\right)^{n}-1$

　　　　$=\dfrac{5}{4}\left(\dfrac{4}{3}\right)^{n}-1$

(iv)　△ABC の面積を S_{1}，△CBO の面積を S_{2} とする。

　$S_{1}:S_{2}=CA:OC=1:1$

　よって，$S_{2}=S_{1}$

　△OAB の面積 $=2\times$△ABC の面積 $=\dfrac{2\sqrt{5}}{3}$

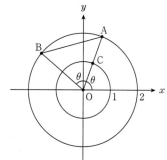

OA $=$ OB $=2$ より

　　$\dfrac{1}{2}2^{2}\sin\theta=\dfrac{2\sqrt{5}}{3}$　よって　$\sin\theta=\dfrac{\sqrt{5}}{3}$

　　$\cos\theta=\sqrt{1-\dfrac{5}{9}}=\dfrac{2}{3}$

$AB^{2}=(2\cos2\theta-2\cos\theta)^{2}+(2\sin2\theta-2\sin\theta)^{2}$

　　$=4\{\cos^{2}2\theta-2\cos2\theta\cos\theta+\cos^{2}\theta+\sin^{2}2\theta-2\sin2\theta\sin\theta+\sin^{2}\theta\}$

　　$=4\{2-2(\cos2\theta\cos\theta+\sin2\theta\sin\theta)\}$

　　$=8\{1-\cos(2\theta-\theta)\}$

　　$=8(1-\cos\theta)=8\left(1-\dfrac{2}{3}\right)=\dfrac{8}{3}$

$AB=\sqrt{\dfrac{8}{3}}=\sqrt{\dfrac{24}{9}}=\dfrac{2\sqrt{6}}{3}$

$R=\dfrac{AB}{2\sin\theta}=\dfrac{2\sqrt{6}}{3}\cdot\dfrac{3}{2\sqrt{5}}=\dfrac{\sqrt{30}}{5}$

Ⅱ

〔解答〕

(i)　$(0,\ 0)$, $(b,\ 0)$, $(b+3,\ 3b+9)$

(ii)　$b=3$

記述式問題なので解答のプロセスを参照せよ。

〔出題者が求めたポイント〕

積分法

(i)　曲線 C_1, と放物線 C_2 の方程式を連立させて解く。

(ii)　2つの部分の面積をそれぞれ求めて等しいとする。

〔解答のプロセス〕

(i)　$C_1 : y = x^3 - 2(b+1)x^2 + b(b+2)x$

　　$C_2 : y = x^2 - bx$

　　　　$x^3 - 2(b+1)x^2 + b(b+2)x = x^2 - bx$

　　　　$x^3 - (2b+3)x^2 + b(b+3)x = 0$

　　　　$x\{x^2 - (2b+3)x + b(b+3)\} = 0$

　　　　$x(x-b)\{x-(b+3)\} = 0$

　　$x = 0$ のとき，$y = 0$

　　$x = b$ のとき，$y = b^2 - b \cdot b = 0$

　　$x = b+3$ のとき，

　　　　$y = (b+3)^2 - b(b+3) = b^2 + 6b + 9 - b^2 - 3b$

　　　　　$= 3b + 9$

　　従って，$(0,\ 0)$, $(b,\ 0)$, $(b+3,\ 3b+9)$

(ii)

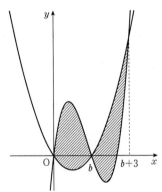

$0 < x < b$ の部分

　　$x^3 - 2(b+1)x^2 + b(b+2)x - x^2 + bx$

　$= x^3 - (2b+3)x^2 + b(b+3)x$

　　$\displaystyle\int_0^b \{x^3 - (2b+3)x^2 + b(b+3)x\}dx$

　$= \left[\dfrac{x^4}{4} - \dfrac{(2b+3)x^3}{3} + \dfrac{b(b+3)x^2}{2}\right]_0^b$

　$= \dfrac{b^4}{4} - \dfrac{2b^4 + 3b^3}{3} + \dfrac{b^4 + 3b^3}{2}$

　$= \dfrac{1}{12}\{3b^4 - 8b^4 - 12b^3 + 6b^4 + 18b^3\}$

　$= \dfrac{b^4 + 6b^3}{12}$

$b < x < b+3$ の部分

　　$x^2 - bx - x^3 + (2b+2)x^2 - b(b+2)x$

　$= -x^3 + (2b+3)x^2 - b(b+3)x$

$\displaystyle\int_b^{b+3} \{-x^3 + (2b+3)x^2 - b(b+3)x\}dx$

$= \left[-\dfrac{x^4}{4} + \dfrac{(2b+3)x^3}{3} - \dfrac{b(b+3)x^2}{2}\right]_b^{b+3}$

$= \left\{-\dfrac{(b+3)^4}{4} + \dfrac{(2b+3)(b+3)^3}{3} - \dfrac{b(b+3)^3}{2}\right\}$

　　　$- \left\{-\dfrac{b^4}{4} + \dfrac{(2b+3)b^3}{3} - \dfrac{b^3(b+3)}{2}\right\}$

$= \dfrac{(b+3)^3}{12}\{-3(b+3) + 4(2b+3) - 6b\}$

　　　$- \dfrac{b^3}{12}\{-3b + 4(2b+3) - 6(b+3)\}$

$= \dfrac{(b+3)^3(-b+3)}{12} - \dfrac{b^3(-b-6)}{12}$

$= \dfrac{-b^4 - 6b^3 + 54b + 81 + b^4 + 6b^3}{12}$

$= \dfrac{54b + 81}{12}\left(= \dfrac{18b + 27}{4}\right)$

よって，$\dfrac{b^4 + 6b^3}{12} = \dfrac{54b + 81}{12}$

　　$b^4 + 6b^3 - 54b - 81 = 0$

　　$(b-3)(b+3)^3 = 0$

$b > 0$　より　$b = 3$

受験学部 学科コード	受験番号	氏 名 (漢字)

⑧⑨　A　英　語　　2020 年度　(解答用紙)

(注) 解答欄の黒枠内の左上部にある小さな数字は、
解答には全く関係ありません。

〔I〕

(A)	(B)	(C)	(D)	(E)	(F)
22	23	24	25	26	27

〔II〕

(a)	(b)	(c)	(d)	(e)	(f)	(g)	(h)
28	29	30	31	32	33	34	35

〔III〕

(a)	(b)	(c)	(d)
36	37	38	39

〔IV〕

	(a)	(b)	(c)	(d)	(e)	(f)
A	40	41	42	43	44	45
B	46	47	48	49	50	51
C	52	53	54	55	56	57

この解答用紙は 153％に拡大すると、ほぼ実物大になります。

受験学部 学科コード	受験番号	氏 名 （漢字）

�91　C　数　学

2020年度　（解答用紙）

欠　　　席　　　欄 （受験生は記入しないこと）
21

[**I**]

(i)　(1) _____　(ii)　(2) _____

点　数
22 ┊ 23

(iii)　(3) _____　(iv)　(4) _____

[**II**]

(i)　　　　　　　　　　　　　　　　　(ii)

点　数
24 ┊ 25

答 _____　　答 _____

この解答用紙は163％に拡大すると、ほぼ実物大になります

平成31年度

問　題　と　解　答

英　語

問題

（2科目　60分）

31年度

〔Ⅰ〕　次の英文の空所（　A　）～（　F　）を埋めるのに最も適切なものを下の1～9の中から選び，その番号を記入せよ。

Why do we laugh? That is a difficult question to answer. Something that was funny twenty years ago may not be funny today, and (　A　) in one country is not always funny in another. If we think about the humor of long ago, we can probably guess that humans started laughing even before they learned to talk. What did they laugh at? They probably laughed about some animal in pain, or perhaps they laughed after winning a battle. Pain and unhappiness have always been a part of humor.

It may be hard for us to believe, but hangings were once open for everybody to enjoy. People also used to laugh when they saw people who were sick or who had an unusual appearance. As time passed and people started moving to the cities in greater numbers, however, laughter (　B　). Other kinds of humor then started to become more popular, although even today there are jokes that make some people unhappy. Some people even believe that the reason we tell jokes and funny stories is to (　C　).

Physical comedy is probably the oldest kind of comedy in the world. One kind of physical comedy is slapstick. This is the kind of comedy where someone steps on a banana skin (　D　). Other examples of slapstick are throwing food in someone's face, pushing someone into the water, or slapping someone. A second kind of physical comedy is the practical joke. Changing the time on the clocks is an example of a practical joke. Putting salt in the sugar bowl is another example.

Although physical comedy is still common in many countries and cultures, there is (　E　) and some countries have more than others. People from Athens, in Greece, were probably the first Western culture (　F　) and laugh more at words. Which kind of humor do you prefer ―

the humor of the body, or the humor of words?

　注　slapstick　ドタバタ喜劇

〔出典：Ziolkowski, S. (2002). *Laughter.* Oxford University Press に基づく〕

1．probably less of it in cities

2．and slips on

3．order to promote cruelty

4．became less about the body

5．get rid of our violent feelings

6．at all sorts of lies

7．to move away from physical comedy

8．something that is funny

9．and falls over

〔Ⅱ〕　次の(a)〜(h)の各文の空欄に入れるのに最も適切な語(句)を下の１〜４の中か
ら一つずつ選び，その番号を記入せよ。

(a)　(　　　　　) my knowledge, her business failed.

1．To the most of　　　　　2．As long as

3．As far as　　　　　　　　4．To the best of

(b)　Please don't forget to submit this document to the office by the end of
this month (　　　　　).

1．at best　　　　　　　2．at most

3．at the latest　　　　　4．at the least

(c)　Please make sure to stop at a gas station (　　　　　).

1．until you ran out of gas

2．before you run out of gas

3．before you don't run out of gas

4．until you don't run out of gas

(d)　You're allowed to go out shopping (　　　　) your homework in
advance.

1．that you finish　　　　　2．unless you finish

3．in case you finished　　　4．on condition that you finish

(e)　Mary has spent more than five years in Tokyo, but she (　　　　)
there yet.

1．hasn't got used to living　　2．didn't use to live

3．didn't use to living　　　　4．hasn't got used to live

(f)　Hardly （　　　　） John arrived in London when he visited his friend's house.

    1．not sooner　　　　　　　2．had

    3．no sooner than　　　　　4．has

(g)　The bus is expected to be delayed （　　　　） heavy snow.

    1．in terms of　　　　　　　2．despite of

    3．on account of　　　　　　4．by means of

(h)　Emily kept washing cars with （　　　　）.

    1．sweat dripped　　　　　　2．sweat drip

    3．sweat dropped　　　　　　4．sweat dripping

〔Ⅲ〕 次の(a)～(d)において，下線部の発音が見出し語と同じものを 1 ～ 4 の中から
一つ選び，その番号を記入せよ。

(a) st<u>a</u>dium
1．l<u>a</u>bel　　　　2．d<u>a</u>mage　　　　3．an<u>a</u>lysis　　　　4．cap<u>a</u>city

(b) fl<u>oo</u>d
1．t<u>oo</u>l　　　　2．w<u>oo</u>den　　　　3．bl<u>oo</u>d　　　　4．h<u>oo</u>k

(c) conv<u>e</u>nient
1．pr<u>e</u>ssure　　　　2．f<u>e</u>male　　　　3．b<u>e</u>ll　　　　4．ess<u>e</u>ntial

(d) c<u>o</u>mment
1．j<u>o</u>b　　　　2．p<u>o</u>se　　　　3．l<u>o</u>se　　　　4．r<u>o</u>se

〔Ⅳ〕　次の日本文の意味を伝えるように英文の（　　a　　）～（　　f　　）の空欄を
１～７の語(句)で埋め，その番号を記入せよ。なお，使わない語(句)が各問に
一つずつある。

A．青春時代は将来のためになる経験を積む時だ。

（　　a　　）（　　b　　）is the time（　　c　　）（　　d　　）（　　e　　）
（　　f　　）our future life.

1．experience　　　2．young　　　3．our　　　　　4．for
5．gather　　　　　6．youth　　　7．to

B．私たちを助けて下さったことに感謝いたします。

（　　a　　）（　　b　　）（　　c　　）to（　　d　　）（　　e　　）（　　f　　）
us out.

1．are　　　　　　2．you　　　　3．we　　　　　4．helping
5．for　　　　　　6．thank　　　7．grateful

C．彼が英語を勉強し始めたのは，カナダに来てからだった。

（　　a　　）（　　b　　）（　　c　　）（　　d　　）（　　e　　）（　　f　　）to
Canada that he began to study English.

1．was　　　　　　2．not　　　　3．after　　　　4．it
5．until　　　　　6．came　　　7．he

数 学

問題

（2科目　60分）

31年度

[I] 次の □ をうめよ。答は解答用紙の該当欄に記入せよ。

(i) $0 \leqq x < 2\pi$ において，$\sin x - \cos x = -\dfrac{\sqrt{6}}{2}$ をみたす x の値は $x = $ □(1) である。

(ii) $2^a + 5^b$ が30以下の素数になるような自然数の組 (a, b) の個数は □(2) である。

(iii) $(x_1 + x_2 + x_3 + x_4)^4$ を展開した時，$x_1^2 x_4^2$ の係数は □(3) である。

(iv) 3点 O$(0, 0, 0)$，A$(3, 4, 5)$，B$(4, -2, 4)$ があるとき，三角形OABの面積は □(4) である。

[II] （記述問題）

関数 $f(x) = x^3 - x + 1$ について，次の問いに答えよ。

(i) 点 $(2, -1)$ から $y = f(x)$ に引いた2つの接線の接点を求めよ。

(ii) (i)で求めた2つの接線と曲線 $y = f(x)$ $(x \geqq 0)$ で囲まれた部分の面積を求めよ。

英　語

解答　31年度

笑うようになった、おそらく最初の西洋文化だった。あなたは、体のユーモアか言葉のユーモアか、どちらの種類のユーモアを好むか。

推　薦

I

〔解答〕

(A) 8　(B) 4　(C) 3
(D) 9　(E) 1　(F) 7

〔出題者が求めたポイント〕

(A) is not always funny in another の主語部分になる選択肢を選ぶ。
(B) laughter の述語部分になる選択肢を選ぶ。
(C) 不定詞の to 以下の部分なので、動詞原形で始まる選択肢を選ぶ。
(D)「バナナの皮を踏み」「そして転ぶ」なので、選択肢9を選ぶ。選択肢2は、slips on it なら可。
(E) there is S 構文の S になる選択肢を選ぶ。less of it の it は physical comedy を指す。
(F) the first Western culture を修飾する形容詞句になる選択肢を選ぶ。

〔全訳〕

なぜ我々は笑うのか。それは答えるのが難しい質問だ。20 年前に面白かったことが、今では面白くないかも知れないし、ある国で(A)面白いことが、必ずしも他の国で面白いとは限らない。我々がずっと昔のユーモアについて考えるなら、人は話すようになる以前でさえ、笑い始めていたのではないかと推測できるだろう。彼らは何を笑ったのか。彼らは多分、痛がっている動物を笑ったか、あるいは戦いに勝った後笑ったのだろう。痛みと不幸はいつもユーモアの一部だったのだ。

信じがたいかも知れないが、かつて絞首刑は、皆が楽しめるように公開されていた。病気の人や変わった顔をしている人を見たときも、人々は笑ったものだ。しかし時が経過し、より多くの人々が都市に移動し始めるにつれ、笑いは(B)体に関するものではなくなってきた。そして、他の種類のユーモアがより広まってくるようになった。もちろん今日でさえ、人を不幸にするジョークはあるが、中には、ジョークを言ったりおかしな話をするのは、(C)残酷さを奨励するよう求めることだと考える人さえいる。

身体的なコメディはおそらく世界で最も古い種類のコメディだ。身体的なコメディのひとつはドタバタ喜劇だ。これは、誰かがバナナの皮を踏み、(D)そして転ぶようなコメディだ。ドタバタ喜劇の他の例は、人の顔に食べ物を投げつける、人を押して水の中に落とす、あるいは誰かをひっぱたくことだ。2番目の種類の身体的なコメディは悪ふざけだ。時計の時間を変えるのはその一例だ。もう一つの例は、砂糖入れに塩を入れることだ。

身体的コメディは、まだ多くの国や文化で一般的だが、(E)都会では多分それはより少なくなり、国によっては、他国よりも多いところもある。ギリシャのアテネ出身の人々は、(F)身体的なコメディから離れ、より言葉で

II

〔解答〕

(a) 4　(b) 3　(c) 2　(d) 4
(e) 1　(f) 2　(g) 3　(h) 4

〔出題者が求めたポイント〕

(a) To the best of my knowledge「私の知る限り」。As far as I know と同意。
(b) at best「よくても」。at most「多くても」。at the latest「遅くとも」。at the least「少なくとも」。
(c) before you run out of gas「ガソリンがなくなる前に」。
(d) on condition that you finish「あなたが終えるという条件で」。unless you finish「あなたが終えないならば」。
(e) get used to ～「～に慣れる」。get が否定の現在完了形になったものが正解。to の後ろには動名詞か名詞がくる。
(f) Hardly had S Vp.p. ～ when ...「～するやいなや…する」。
(g) on account of ～「～のせいで」。原因を表す群前置詞。
(h) with sweat dripping「汗を垂らして」。

〔問題文訳〕

(a) 私が知る限り、彼のビジネスは失敗だ。
(b) 遅くとも今月末までに、事務室へこの文書を提出することを忘れないでください。
(c) ガソリンがなくなる前に、必ずガソリンスタンドに立ち寄ってください。
(d) 前もって宿題を終えるという条件で、君は買い物に出かけてよいよ。
(e) メアリは 5 年以上東京で過ごしたが、彼女はそこでの暮らしにまだ慣れていない。
(f) ジョンはロンドンに到着するやいなや、友人の家を訪問した。
(g) 大雪のせいで、バスは遅延が予想される。
(h) エミリは汗を垂らして車を洗い続けた。

III

〔解答〕

(a) 1　(b) 3　(c) 2　(d) 1

〔出題者が求めたポイント〕

(a) stadium[ei] / label[ei] / damage[æ] / analysis[æ] / capacity[æ]
(b) flood[ʌ] / tool[u:] / wooden[u] / blood[ʌ] / hook[u],

(c)　conve̲nient[i:] / pre̲ssure[e] / fe̲male[i:] / be̲ll[e] /
　　　esse̲ntial[e]

(d)　co̲mment[a] / jo̲b[a] / po̲se[ou] / lo̲se[u:] /
　　　ro̲se[ou]

Ⅳ

〔解答〕

A.　(a)　3　(b)　6　(c)　7　(d)　5　(e)　1　(f)　4

B.　(a)　3　(b)　1　(c)　7　(d)　2　(e)　5　(f)　4

C.　(a)　4　(b)　1　(c)　2　(d)　5　(e)　7　(f)　6

〔出題者が求めたポイント〕

正解の英文

A.　(Our youth) is the time (to gather experience
　　for) our future life.（不要語：young）

B.　(We are grateful) to (you for helping) us out.
　　（不要語：thank）

C.　(It was not until he came) to Canada that he
　　began to study English.（不要語：after）

数　学

解答

31年度

推　薦

I

〔解答〕

(1)　$\dfrac{19}{12}\pi$, $\dfrac{23}{12}\pi$　　(2)　3 個

(3)　6　　(4)　$3\sqrt{34}$

〔出題者が求めたポイント〕

(i)　三角関数

両辺を 2 乗して，$2\sin x\cos x = \sin 2x$　より

$\sin 2x$ の値から x を求める。$(0 \leqq 2x < 4\pi)$

$\sin x < \cos x$ となるものを答える。

(ii)　整数

30 以下になる $2^a + 5^b$ の値をあげて，素数となるもの
を探す。

(iii)　二項定理・多項定理

4 つの因数 $(x_1 + x_2 + x_3 + x_4)$ で，x_1 を 2 つとり，残
り 2 つの因数から x_4 をとる。

(iv)　空間ベクトル，三角比

$\overrightarrow{OA} = (x_1,\ y_1,\ z_1)$, $\overrightarrow{OB} = (x_2,\ y_2,\ z_2)$ のとき，

$\overrightarrow{OA} \cdot \overrightarrow{OB} = x_1 x_2 + y_1 y_2 + z_1 z_2$

$\cos \angle AOB = \dfrac{\overrightarrow{OA} \cdot \overrightarrow{OB}}{|\overrightarrow{OA}||\overrightarrow{OB}|}$

$\triangle OAB$ の面積，$\dfrac{1}{2}|\overrightarrow{OA}||\overrightarrow{OB}|\sin \angle AOB$

〔解答のプロセス〕

(i)　両辺を 2 乗する。

$\sin^2 x - 2\sin x\cos x + \cos^2 x = \dfrac{6}{4} = \dfrac{3}{2}$

$1 - \sin 2x = \dfrac{3}{2}$　よって，$\sin 2x = -\dfrac{1}{2}$

$0 \leqq 2x < 4\pi$ より　$2x = \dfrac{7}{6}\pi,\ \dfrac{11}{6}\pi,\ \dfrac{19}{6}\pi,\ \dfrac{23}{6}\pi$

よって，$x = \dfrac{7}{12}\pi,\ \dfrac{11}{12}\pi,\ \dfrac{19}{12}\pi,\ \dfrac{23}{12}\pi$

問題より $\sin x < \cos x$ でなければいけないので，x は
第 2 象限でなく第 4 象限である。

従って，$x = \dfrac{19}{12}\pi,\ \dfrac{23}{12}\pi$

(ii)

	$5^1 = 5$	$5^2 = 25$
$2^1 = 2$	$2 + 5 = 7$ ○	$2 + 25 = 27$ ×
$2^2 = 4$	$4 + 5 = 9$ ×	$4 + 25 = 29$ ○
$2^3 = 8$	$8 + 5 = 13$ ○	
$2^4 = 16$	$16 + 5 = 21$ ×	

○は素数，×はダメ

$(1, 1), (2, 2), (3, 1)$ の 3 個。

(iii)　4 つの因数 $x_1 + x_2 + x_3 + x_4$ から 2 つ x_1 を，残り
2 つから x_4 をとって乗ずる。

$_4C_2 \cdot {}_2C_2 = 6$

(iv)　$\overrightarrow{OA} = (3,\ 4,\ 5)$, $\overrightarrow{OB} = (4,\ -2,\ 4)$

$|\overrightarrow{OA}| = \sqrt{9 + 16 + 25} = \sqrt{50} = 5\sqrt{2}$

$|\overrightarrow{OB}| = \sqrt{16 + 4 + 16} = \sqrt{36} = 6$

$\overrightarrow{OA} \cdot \overrightarrow{OB} = 3 \cdot 4 + 4 \cdot (-2) + 5 \cdot 4 = 24$

$\cos \angle AOB = \dfrac{24}{5\sqrt{2} \cdot 6} = \dfrac{2\sqrt{2}}{5}$

$\triangle OAB$ の面積

$\dfrac{1}{2} 5\sqrt{2} \cdot 6 \cdot \sqrt{1 - \left(\dfrac{2\sqrt{2}}{5}\right)^2} = 15\sqrt{2}\sqrt{\dfrac{17}{25}} = 3\sqrt{34}$

II

〔解答〕

(1)　$(0,\ 1)$, $(3,\ 25)$　　(2)　$\dfrac{27}{4}$

〔出題者が求めたポイント〕

微分積分

(i)　$y = f(x)$ の $x = t$ における接線の方程式は，

$y = f'(t)(x - t) + f(t)$

これに，$x = 2$, $y = -1$ を代入し，t を求める。

(ii)　(i)の接点の x 座標を α，β とし，(i)の 2 つの接線の
交点の x 座標を γ とする。α から γ，γ から β の面積
を上の線，下の線に注意して面積を求め加える。

〔解答のプロセス〕

(i)　$f'(x) = 3x^2 - 1$

$y = f(x)$ の $x = t$ における接線の方程式は，

$y = (3t^2 - 1)(x - t) + t^3 - t + 1$

$\quad = (3t^2 - 1)x - 2t^3 + 1$

この接線が $(2, -1)$ を通るとすると，

$-1 = 2(3t^2 - 1) - 2t^3 + 1$　より　$2t^3 - 6t^2 = 0$

$2t^2(t - 3) = 0$　従って，$t = 0,\ 3$

$t = 0$ のとき，$y = 0 - 0 + 1 = 1$　$(0, 1)$

接線は，$y = -x + 1$

$t = 3$ のとき，$y = 27 - 3 + 1 = 25$　$(3, 25)$

接線は，$y = 26x - 53$

従って，接点は，$(0, 1), (3, 25)$

(ii)　2 つの接線の交点は，$-x + 1 = 26x - 53$　より

$x = 2$, $y = -1$　よって，$(2, -1)$

よって

$\displaystyle\int_0^2 (x^3 - x + 1 + x - 1)dx$

$\quad + \displaystyle\int_2^3 (x^3 - x + 1 - 26x + 53)dx$

$= \displaystyle\int_0^2 x^3 dx + \int_2^3 (x^3 - 27x + 54)dx$

$= \left[\dfrac{x^4}{4}\right]_0^2 + \left[\dfrac{x^4}{4} - \dfrac{27x^2}{2} + 54x\right]_2^3$

$= \left(\dfrac{16}{4} - 0\right) + \left(\dfrac{243}{4} - 58\right)$

$= \dfrac{27}{4}$

受験学部学科コード	受験番号	氏名 (漢字)

(89)　A　英　語

2019 年度　（解答用紙）

(注) 解答欄の黒枠内の左上部にある小さな数字は、
　　解答には全く関係ありません。

〔 I 〕

(A)	(B)	(C)	(D)	(E)	(F)
22	23	24	25	26	27

〔 II 〕

(a)	(b)	(c)	(d)	(e)	(f)	(g)	(h)
28	29	30	31	32	33	34	35

〔 III 〕

(a)	(b)	(c)	(d)
36	37	38	39

〔 IV 〕

	(a)	(b)	(c)	(d)	(e)	(f)
A	40	41	42	43	44	45
B	46	47	48	49	50	51
C	52	53	54	55	56	57

この解答用紙は 153％に拡大すると、ほぼ実物大になります

| ◯ | 受験学部
学科コード | 受験番号 | 氏
名 _(漢字) | |

⑨⑴　　C　数　学　　　　　2 0 1 9 年 度 （解答用紙）

〔I〕

(i) （1）＿＿＿＿＿＿＿＿＿　　　(ii) （2）＿＿＿＿＿＿＿＿＿

点　数	
22	23

(iii) （3）＿＿＿＿＿＿＿＿＿　　　(iv) （4）＿＿＿＿＿＿＿＿＿

〔II〕

(i)　　　　　　　　　　　　　　(ii)

点　数	
24	25

答＿＿＿＿＿＿＿＿＿　　　　答＿＿＿＿＿＿＿＿＿

この解答用紙は 163％に拡大すると、ほぼ実物大になります。

平成30年度

問　題　と　解　答

英 語

問題

30年度

〔Ⅰ〕 次の英文の空所 （ A ）～（ F ） を埋めるのに最も適当なものを下
の１～９の中から選び，その番号を記入せよ。

All over the world people are closer than ever to their cellphones. A recent international survey reported that people nowadays feel they simply cannot live （ A ）. Cellphones have transformed the way we live and the way we feel.

In the eight countries where the poll was conducted, 43 percent of people said their cellphone was （ B ） they looked at every day. An amazingly high 68 percent of people said they put their cellphone right next to their bed, and another 16 percent said they placed it in the bedroom while they slept. People are becoming closer to their devices than ever before.

That might not be love, but it's close. Humans have always been fond of pets but never before in human history have people developed （ C ） technological devices. Is that cause for concern or just an interesting shift?

Whatever the answer, cellphones are very much like an addiction. One-third of those surveyed admitted that being without （ D ） left them anxious. The poll found that one in five people check their phone every 30 minutes. About the same number check their phone every 10 minutes. That anxiety and compulsiveness is similar to how people sometimes act when they fall in love.

And yet, most people in the poll felt that their cellphone was a positive addition to their lives. Just over 80 percent said they felt （ E ） they could get help anytime they needed it. Most also felt having a cellphone helped them achieve a better work-life balance, partially because cellphones （ F ）. So, even though cellphones have become a sort of fetish, the benefits were clear to them.

注 addiction 中毒

compulsiveness 強迫観念にとらわれること

fetish 異常な愛着や執着の対象

〔出典：Pronko, M. (2012). My cellphone, my love. *The Japan Times ST*.
http://st.japantimes.co.jp/english_news/essay/2012/ey20120921/ey20120921main.htm?
print=noframe に基づく〕

1．made business more efficient

2．such close relationships to

3．regardless of whom you called

4．without their mobile phones

5．more safe and secure knowing

6．often check their cellphone

7．the first and last thing

8．becoming more convenient

9．their phone for even short periods

[Ⅱ]　次の(a)〜(h)の各文の下線部に入れるのに最も適切な語(句)を 1 〜 4 の中から
一つずつ選び，その番号を記入せよ。

(a) I never see this album _____ recalling my happy high school days.
    1. except　　　　2. but　　　　3. neither　　4. without

(b) Please handle _____ great caution, since this is a heavy object.
    1. with　　　　2. of　　　　3. to　　　　4. in

(c) I will accept the job, _____ that you help me.
    1. nevertheless　2. however　3. provided　4. otherwise

(d) We have two spare rooms upstairs, neither of _____ has been used
    for years.
    1. one　　　　2. what　　　3. which　　　4. each

(e) The girl admired him all _____ for his admission of weakness.
    1. the most　　2. the more　3. less　　　4. more

(f) She was at a loss _____ what to do.
    1. knowing without　　2. known
    3. being known　　　　4. not knowing

(g) _____ been for your advice, I couldn't have done it.
    1. Had it not　　2. It had not　3. Not had it　4. Not it had

(h) If it's all the same to you, I would _____ at home.
    1. rather to work　　2. rather working
    3. rather work　　　　4. rather for working

〔**Ⅲ**〕　次の(a)～(d)において，下線部の発音が見出し語と同じものを 1 ～ 4 の中から
　　一つ選び，その番号を記入せよ。

(a)　cr<u>ow</u>　　1．t<u>o</u>mb　　2．scr<u>ew</u>　　3．b<u>o</u>th　　4．w<u>or</u>k

(b)　de<u>b</u>t　　1．su<u>b</u>tle　　2．su<u>b</u>mit　　3．o<u>b</u>ligation　　4．o<u>b</u>viously

(c)　s<u>ch</u>olar　　1．ya<u>ch</u>t　　2．brea<u>ch</u>　　3．<u>ch</u>alk　　4．ar<u>ch</u>itecture

(d)　pl<u>ea</u>sant　　1．<u>ea</u>ger　　2．br<u>ea</u>st　　3．v<u>a</u>gue　　4．bl<u>ee</u>d

〔Ⅳ〕　次の日本文の意味を伝えるように英文の（　a　）〜（　f　）の空欄を
1〜7の語(句)で埋め，その番号を記入せよ。なお，使わない語(句)が各問に
一つずつある。

A．今していることがうまくいかなければ，何か別のことをして悪循環を断ち
　切りなさい。
　　　If what （　a　）（　b　）（　c　），break the bad cycle
　　（　d　）（　e　）（　f　）different.
　　　1．doesn't　　　2．by　　　　3．good　　　　4．something
　　　5．work　　　　6．doing　　　7．you're doing

B．彼はあなたが望んでいたようなスーパーヒーローではないかもしれない。
　　　He may not be （　a　）（　b　）（　c　）（　d　）
　　（　e　）（　f　）.
　　　1．he　　　　　2．be　　　　3．you　　　　4．the superhero
　　　5．hoped　　　6．would　　　7．him

C．友達と外食する時は割り勘にするほうが好きです。
　　　When eating （　a　）（　b　）（　c　），I （　d　）
　　（　e　）（　f　）the bill.
　　　1．with　　　　2．to　　　　3．out　　　　4．rather
　　　5．split　　　　6．prefer　　　7．friends

数 学

問題

30年度

[I] 次の ☐ をうめよ。答は解答用紙の該当欄に記入せよ。

(i) $(a - 2b)^5$ の展開式における $a^2 b^3$ の項の係数を求めると (1) である。

(ii) サイコロを 5 回投げて出た目を順に a, b, c, d, e とするとき，出た目の積 $a \times b \times c \times d \times e$ が 81 の倍数である確率は (2) である。

(iii) $0 < x < \dfrac{\pi}{2}$ において，$\dfrac{\sin 3x}{\sin x} + \dfrac{\cos 3x}{\cos x} = 2\sqrt{3}$ を満たす x の値は $x =$ (3) である。

(iv) 等式 $f(x) = 2x^2 + x \displaystyle\int_{-1}^{2} f(t)dt$ を満たす関数 $f(x)$ を求めると，$f(x) =$ (4) である。

[II] (記述問題)

空間内の 3 点を A$(1, 2, 2)$, B$(0, -1, 0)$, C$(1, 1, 1)$ とする。このとき，次の問いに答えよ。

(i) cos∠BAC を求めよ。

(ii) 三角形 ABC の面積を求めよ。

英 語

解答　　30年度

Ⅰ

〔解答〕

(A) 4
(B) 7
(C) 2
(D) 9
(E) 5
(F) 1

〔出題者が求めたポイント〕

空所補充

〔解答のプロセス〕

選択肢訳

1. ビジネスをより効率的にする
2. （〜）に対するそのような親密な関係
3. 誰を呼ぶのか、ということとは無関係に
4. 携帯電話なしに
5. （〜）とわかって、より安心して
6. しょっちゅう携帯電話をチェックする
7. 最初で最後のもの
8. より便利になること
9. ほんの少しの間でも携帯電話

〔全訳〕（下線部は正解の選択肢）

　世界中の人々が、かつてなかったほど携帯電話に親しんでいる。最近の国際調査によれば、今日人々は(A)携帯電話なしではやっていけないと、まさに感じている。携帯電話は私達の暮らし方や感じ方を変えてきたのである。

　調査が行われた八か国では、43% の人が、携帯電話は一日の中で目にする(B)最初と最後のものだと、答えた。68% という驚くべき割合の人がベッドのすぐ隣に携帯電話を置いており、さらに 16% は睡眠中に寝室に置いている、と答えた。人々はこれまでになく自分の携帯と親密になりつつある。

　それは愛情とまでは言えないかもしれないが、それに近いものである。人類はこれまで常にペットを愛してきたが、人類史上、ハイテク機器(C)に対してそんなにも親密な関係を発達させたことは一度もなかった。これは心配の種なのだろうか、それとも単に興味深い変化に過ぎないのだろうか。

　答えはどうであれ、携帯電話は依存症に非常によく似ている。調査対象者の3分の1が、(D)短時間でも携帯電話がないと不安になる、と白状した。調査によってわかったことは、5人に1人が 30 分毎に携帯をチェックしているということだった。ほぼ同数の人が 10 分毎にチェックしている。そのような不安と強迫観念に捕らわれた行動は、人が恋に落ちた時にとる行動と似ている。

　しかし、ほとんどの人が、自分の携帯電話は生活に何か肯定的なものをもたらすものだと感じている。80% 強の人が、必要な時にはいつでも役に立つと(E)わかっていてより安心できると答えた。また、たいていの人が、携帯電話のおかげで仕事と生活のバランスをうまくとれていると感じていたが、その理由の一つは携帯電話が(F)仕事の効率を上げるからであろう。たとえ携帯電話が盲目的愛好の対象になっているとしても、その恩恵は彼らには明らかなのである。

Ⅱ

〔解答〕

(a) 4
(b) 1
(c) 3
(d) 3
(e) 2
(f) 4
(g) 1
(h) 3

〔出題者が求めたポイント〕

文法・語法（選択）

〔解答のプロセス〕

(a) never ＋ V 〜 without ＋ Ving ...「〜すれば、必ず…する」
(b) with great caution「十分に注意して」
(c) provided that 〜 = if 〜「〜という条件で」
(d) two spare rooms を先行詞とする非制限用法の関係代名詞 which
(e) all the ＋比較級 〜 for ...「…なので、それだけいっそう〜」
(f) be at a loss not knowing 〜「〜がわからず、途方に暮れる」
(g) Had it not been for 〜「〜がなかったならば」= If it had not been for 〜 仮定法過去完了の倒置による if の省略
(h) would rather ＋原型動詞 〜「むしろ〜したい」

Ⅲ

〔解答〕

(a) 3
(b) 1
(c) 4
(d) 2

〔出題者が求めたポイント〕

発音・アクセント

〔解答のプロセス〕

(a) crow は二重母音 [ou] = both　　tomb, screw は二重母音 [u:]　work は [ə:r]
(b) debt の -b- は黙字で発音されない = subtle

(c) scholar は [k] ＝ architecture
   yacht は黙字 breach, chalk は [ʧ]
(d) pleasant は短母音 [e] ＝ breast eager, bleed は長
   母音 [i:] vague は二重母音 [ei]

Ⅳ
〔解答〕
A. (a) 7   (b) 1   (c) 5   (d) 2   (e) 6   (f) 4
B. (a) 4   (b) 3   (c) 5   (d) 1   (e) 6   (f) 2
C. (a) 3   (b) 1   (c) 7   (d) 6   (e) 2   (f) 5
〔出題者が求めたポイント〕
整序問題(語句)
〔解答のプロセス〕
[完成した英文]
A. (If what) you're doing doesn't work, (break the
   bad cycle) by doing something (different).
   what you're doing は関係代名詞 what がつくる名詞
   節で、work「うまくいく」の主語 by ＋ Ving ～「～
   することによって」
B. (He may not be) the superhero you hoped he
   would be.
   the superhero <(that) you hoped he would be> 連
   鎖関係代名詞 that の省略、関係詞節 <you ～ be> が
   先行詞 superhero を修飾
C. (When eating) out with friends, (I) prefer to split
   (the bill).
   eat out「外食する」prefer to ＋ V ～「(…するより)
   ～するほうを好む」split the bill「割り勘にする」

数　学

解答

30年度

推　薦

I

〔解答〕

(1)	(2)	(3)	(4)
-80	$\dfrac{11}{243}$	$\dfrac{\pi}{12}$	$2x^2-12x$

〔出題者が求めたポイント〕

(i) 2項定理を用いて a^2b^3 の係数を求める問題。

(ii) 反復試行の確率の問題。$81=3^4$ なので，3 か 6 の目が 4 回以上出る確率を求める。

(iii) 3 倍角を利用する，三角関数の方程式の問題。

(iv) 積分方程式。$\displaystyle\int_{-1}^{2}f(t)dt$ は定数なので A とおくことができて，$f(x)=2x^2+Ax$ と表せる。

$\displaystyle\int_{-1}^{2}f(t)dt=A$ にもどして A の値を求める。

〔解答のプロセス〕

(i) $(a-2b)^5=\{a+(-2b)\}^5$ を展開するとき，

2 項定理により一般項は，

$${}_5C_r a^{5-r}(-2b)^r={}_5C_r(-2)^r a^{5-r}b^r$$ である。

a^2b^3 の係数を求めるので $r=3$ であるから，

求める係数は ${}_5C_3(-2)^3=10\cdot(-8)=\boxed{-80}$

(ii) サイコロの出た目 a, b, c, d, e について，

積 $abcde$ が 81 の倍数となるのは次の 2 通りの場合がある。

㋐ a, b, c, d, e のうち 4 つが 3 の倍数，1 つが 3 の倍数以外

㋑ a, b, c, d, e の全てが 3 の倍数

㋐となる確率は　$\left(\dfrac{2}{6}\right)^4\cdot\dfrac{4}{6}\times{}_5C_4=\dfrac{2}{3^5}\times5=\dfrac{10}{243}$

㋑となる確率は　$\left(\dfrac{2}{6}\right)^5=\dfrac{1}{243}$

したがって求める確率は，$\dfrac{10}{243}+\dfrac{1}{243}=\boxed{\dfrac{11}{243}}$

(iii) 3 倍角の公式により

$$\sin3x=3\sin x-4\sin^3x$$
$$\cos3x=4\cos^3x-3\cos x$$ であるから，

与方程式は

$$\frac{3\sin x-4\sin^3x}{\sin x}+\frac{4\cos^3x-3\cos x}{\cos x}=2\sqrt{3}$$

となる。

$$3-4\sin^2x+4\cos^2x-3=2\sqrt{3}$$
$$4(\cos^2x-\sin^2x)=2\sqrt{3}\quad\cdots\cdots\bigstar$$

2 倍角の公式により

$$4\cos2x=2\sqrt{3}$$
$$\therefore\quad \cos2x=\frac{\sqrt{3}}{2}\quad\cdots\cdots①$$

$0<x<\dfrac{\pi}{2}$ のとき $0<2x<\pi$ なので，この範囲で①を解くと，

$$2x=\frac{\pi}{6}$$

よって　$x=\boxed{\dfrac{\pi}{12}}$

(注)　★を $\sin x$ だけの方程式に直してみる。

$4(1-\sin^2x-\sin^2x)=2\sqrt{3}$ より

$$\sin^2x=\frac{2-\sqrt{3}}{4}$$ となるが，

これをみたす x の値は，普通覚えていないので，失敗。

(iv) $\displaystyle\int_{-1}^{2}f(t)dt$ は定数なので，$\displaystyle\int_{-1}^{2}f(t)dt=A$　……①

とおくと，与えられた等式は，

$$f(x)=2x^2+Ax\quad\cdots\cdots②$$
となる。

よって，$f(t)=2t^2+At$ だから①により，

$$A=\int_{-1}^{2}(2t^2+At)dt$$
$$A=\left[\frac{2}{3}t^3+\frac{A}{2}t^2\right]_{-1}^{2}$$
$$A=\frac{16}{3}+2A-\left(-\frac{2}{3}+\frac{A}{2}\right)$$

整理すると，$A=-12$

②に代入すると，$f(x)=\boxed{2x^2-12x}$

II

〔解答〕

(i)	(ii)
$\dfrac{5\sqrt{7}}{14}$	$\dfrac{\sqrt{3}}{2}$

〔出題者が求めたポイント〕

空間にある三角形の面積を求める問題。

3 辺の長さを求めて余弦定理を利用することもできるが，ベクトルの内積を利用する。

〔解答のプロセス〕

(i) $\overrightarrow{AB}=(0,-1,0)-(1,2,2)=(-1,-3,-2)$

$\overrightarrow{AC}=(1,1,1)-(1,2,2)=(0,-1,-1)$

であるから

$\overrightarrow{AB}\cdot\overrightarrow{AC}=-1\times0+(-3)\times(-1)$
$\qquad\qquad\qquad+(-2)\times(-1)=5$　……①

また，$|\overrightarrow{AB}|=\sqrt{1+9+4}=\sqrt{14}$,

$|\overrightarrow{AC}|=\sqrt{0+1+1}=\sqrt{2}$,

ここで，$\angle BAC=\theta$ とすると

$\overrightarrow{AB}\cdot\overrightarrow{AC}=\sqrt{14}\times\sqrt{2}\times\cos\theta=2\sqrt{7}\cos\theta$　……②

①，②により　$5=2\sqrt{7}\cos\theta$

$\therefore\quad\cos\theta=\dfrac{5}{2\sqrt{7}}=\dfrac{5\sqrt{7}}{14}$

(ii) $\sin\theta > 0$ であるから，

$$\sin\theta = \sqrt{1-\left(\frac{5}{2\sqrt{7}}\right)^2} = \sqrt{\frac{3}{28}} = \frac{\sqrt{3}}{2\sqrt{7}}$$

よって，$\triangle ABC = \frac{1}{2} \times AB \times AC \times \sin\theta$

$$= \frac{1}{2} \times \sqrt{14} \times \sqrt{2} \times \frac{\sqrt{3}}{2\sqrt{7}}$$

$$= \boxed{\frac{\sqrt{3}}{2}}$$

（別解）

$$\triangle ABC = \frac{1}{2}\sqrt{|\overrightarrow{AB}|^2|\overrightarrow{AC}|^2 - (\overrightarrow{AB}\cdot\overrightarrow{AC})^2}$$

$$= \frac{1}{2}\sqrt{14\times2-5^2} = \frac{\sqrt{3}}{2}$$

受 験 学 部 学科コード		受験番号		氏 名	（漢字）

(89) A 英 語

2018 年度 （解答用紙）

欠　　席　　欄
（受験生は記入しないこと）
21

(注) 解答欄の黒枠内の左上部にある小さな数字は、
解答には全く関係ありません。

〔Ⅰ〕

(A)	(B)	(C)	(D)	(E)	(F)
22	23	24	25	26	27

〔Ⅱ〕

(a)	(b)	(c)	(d)	(e)	(f)	(g)	(h)
28	29	30	31	32	33	34	35

〔Ⅲ〕

(a)	(b)	(c)	(d)
36	37	38	39

〔Ⅳ〕

	(a)	(b)	(c)	(d)	(e)	(f)
A	40	41	42	43	44	45
B	46	47	48	49	50	51
C	52	53	54	55	56	57

この解答用紙は 153％に拡大すると、ほぼ実物大になります

受験学部 学科コード	受験番号		氏 名	（漢字）

⑨1　C　数　学

2018 年度　(解答用紙)

〔I〕

(i)　(1)　_____

(ii)　(2)　_____

点　数	
22	23

(iii)　(3)　_____

(iv)　(4)　_____

〔II〕

(i)

(ii)

点　数	
24	25

答　_____

答　_____

この解答用紙は163％に拡大すると、ほぼ実物大になります。

福岡大学　薬学部(推薦)入試問題と解答

令和 5 年 5 月 29 日　初版第 1 刷発行

編　集　みすず学苑中央教育研究所

発行所　株式会社ミスズ　　　　　　　　　　定価　本体 3,100 円＋税

〒167−0053

東京都杉並区西荻南 2 丁目 17 番 8 号

ミスズビル 1 階

電　話　03(5941)2924(代)

印刷所　タカセ株式会社

●本シリーズ掲載の入試問題について、万一、掲載許可手続きに遺漏や不備があると思われるものがありましたら、当社までお知らせ下さい。

●乱丁・落丁等につきましてはお取り替えいたします。

●本書の内容についてのお問合せは、具体的な質問内容を明記のうえ、ハガキ・封書を当社宛にお送りいただくか、もしくは下記のアドレスまでお問合せ願います。

〈 お問合せ用アドレス：https://www.examination.jp/contact/ 〉

ISBN978-4-86492-975-2